楽しむだけで
脳が活性化
眺めるだけで
ヒーリング

癒やされながら脳力アップ!

絶景写真でまちがい探し

監修
篠原菊紀（しのはらきくのり）

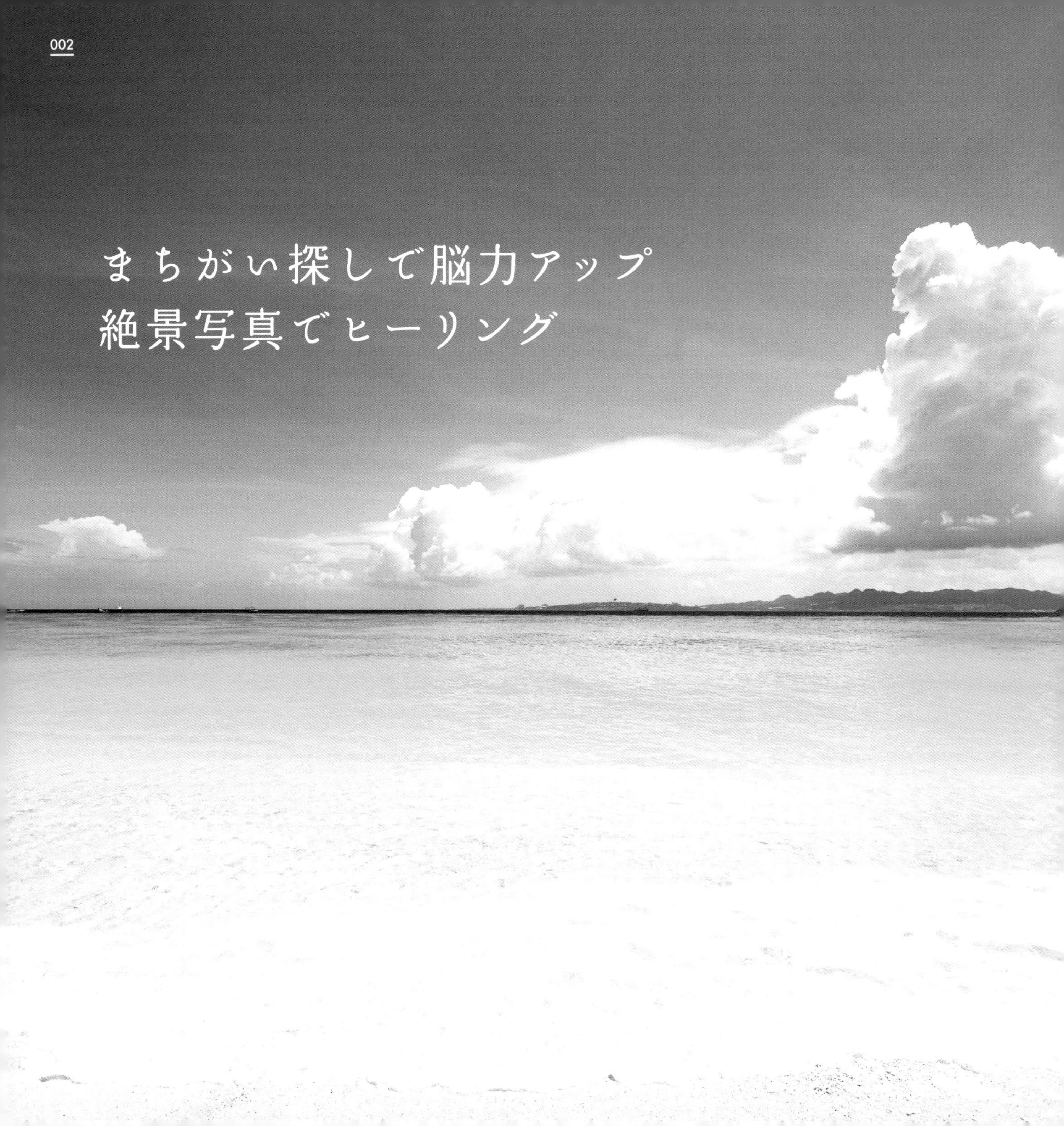

まちがい探しで脳力アップ
絶景写真でヒーリング

はじめに

監修

公立諏訪東京理科大学・
工学部情報応用工学科教授

篠原菊紀（しのはらきくのり）

長野県生まれ。公立諏訪東京理科大学・工学部情報応用工学科教授、地域連携研究開発機構・医療介護・健康工学部門長、学生相談室長。東京大学大学院教育学研究科博士課程等を経て、現職。茅野市縄文ふるさと大使。健康科学、脳科学が専門。

「遊んでいるとき」「運動しているとき」「学習しているとき」など日常的な場面での脳活動を調べている。「快感・楽しさ」をキーワードに「ドーパミン神経系のふるまいを利用しコンテンツの快感を量的に推定する研究」「機械学習を併用したゲーミング障害・ギャンブリング障害研究」「機械学習による「らしさ」研究」「脳活動計測器や視線計測器を使って、商品開発、介護予防、教育などに役立てる研究」などを企業などとコラボしながら行っている。

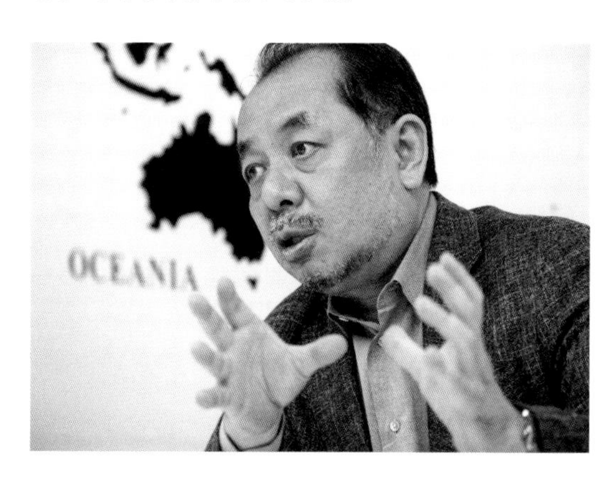

ストレスが慢性的に続くと脳の働きを低下させる

さまざまなストレスは脳に影響を与えます。コロナ禍で人が近づくと少し怖かったり、マスクをしていない人を見るとビクッとしたり、先行きが不安だったり。そんなことが起きると脳ではコルチゾールやノルアドレナリンなどのストレス物質が分泌を増します。これはストレスに対抗するための心身の仕組みで、しばらくすれば収まるようにできています。しかしストレスが慢性的に続くと、収まりがつかなくなり、脳の働きを低下させたり、場合によっては脳細胞を殺したりしてしまいます。

美しい旅の写真で人は十分に癒やされる

そんな時には癒やしが必要です。わたしたちは、かつて東京発九州周遊の旅で、唾液、血液、尿、脳波などを調べる実験をしました。結果、羽田を出るころにはすでにストレス物質の分泌が低下し、一晩目の夜には幸せ物質セロトニンの分泌が増し、旅のさなかにはリラックス状態と関連するα波が増えていました。自然免疫力にかかわるNK細胞活性が増し、抗酸化物質除去能が増し、「ああ、旅って本当に癒やしなんだな」と実感しました。

ですからこんな時こそ旅に出ましょう、と言いたいところですが、なかなか踏み切れない事情もあるでしょう。そこでこの本です。羽田を出る、つまり日常から離れるだけでストレス低下が期待できますから、美しい旅の写真で人は十分に癒やされます。自然の写真を見るだけで注意力が上がるとの報告もあります。

まちがい探しで脳が活性化する

その美しい写真を使ったまちがい探し。もちろん脳のトレーニングにもなります。記憶や情報を一時的に脳に保存しながらあれこれ判断する機能をワーキングメモリ（作業記憶）といい、主に前頭前野がかかわります。この機能は脳のメモ帳のような機能で、まちがい探しでは盛んに使われます。右図はまちがい探しを行っているときの脳活動です。赤いところ、脳の前頭前野や空間認知にかかわる頭頂連合野が活性化しているのが分かります。

残念ながらワーキングメモリ機能は加齢とともに衰えやすい傾向にあります。またストレスがかかると、この機能が低下しがちです。そしてこの機能が衰えると、人との約束が重なるといくつかが吹っ飛んでしまう、二階に上がったはいいが何をしに来たか忘れてしまう、仕事や家事の段取りが悪くなる、怒りっぽくなるといったことが起きやすくなります。当然のことながら、新しい発想、優れた企画なども生み出せなくなりますし、ウィットに富んだ会話が難しくなります。

というわけで、美しい旅の写真を使ったまちがい探しは、脳トレ＆癒やしとしておすすめです。

— まちがい探し時の脳 —

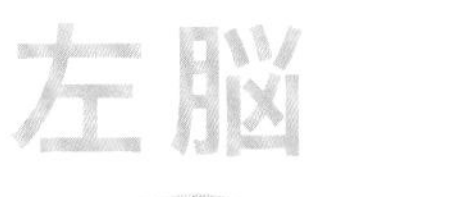

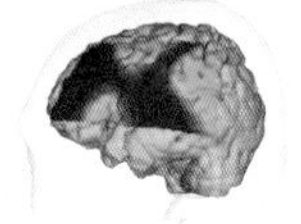
まちがい探し時の左脳

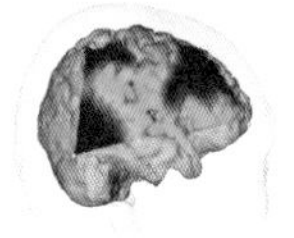
まちがい探し時の右脳

生活習慣病の予防に脳を鍛えよう

認知機能の低下や、認知症の予防について、WHOは様々な研究をレビューして2019年にガイドラインを公表しています。そこで強く推奨されるのが、禁煙と運動です。運動は有酸素運動、筋トレ、骨への刺激が重要です。ウォーキング、ジョギングなどの有酸素運動は、脳細胞を育てる脳由来神経栄養因子を増やし、新しい神経細胞を生み出すのを助けます。筋トレや高強度インターバルトレーニングが記憶力などの認知機能を高めるといった報告もあります。また、運動は骨への刺激となりオステオカルシンなどを介して認知機能を高めます。

禁煙と運動以外に推奨されているのが、過体重、高血圧、高脂血、高血糖への介入、地中海食など野菜や魚が豊富なバランスのいい食事、それから認知的トレーニング、いわゆる脳トレです。認知症及び認知機能低下予防の大きなリスクは生活習慣病です。その予防のために、運動のほか、健康的でバランスのいい食事、体重、血圧など健康管理が大事です。そして脳トレ。この本で癒やされつつ、しっかり脳を鍛えましょう。

余談ですが、先に紹介した旅の健康効果の研究は、ヘルスツーリズムの推進という方向で結実し、各地にヘルスツーリズム推進地ができつつあります。状況が許されましたら是非足を運んでください。

美しい旅の写真を使ったまちがい探しは、
脳トレ＆癒やしとしておすすめです！
この本で癒やされつつ、しっかり脳を鍛えましょう。

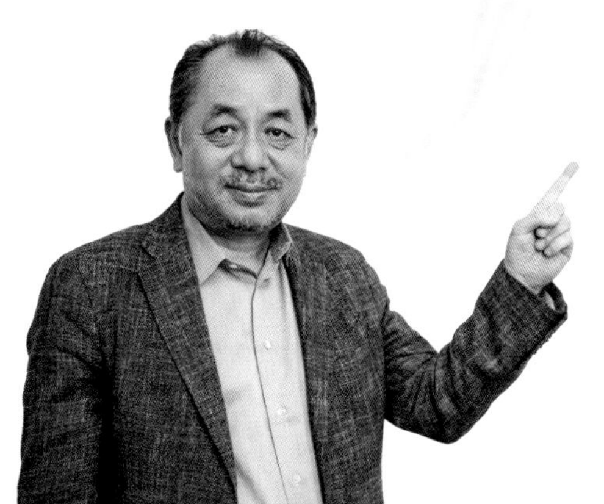

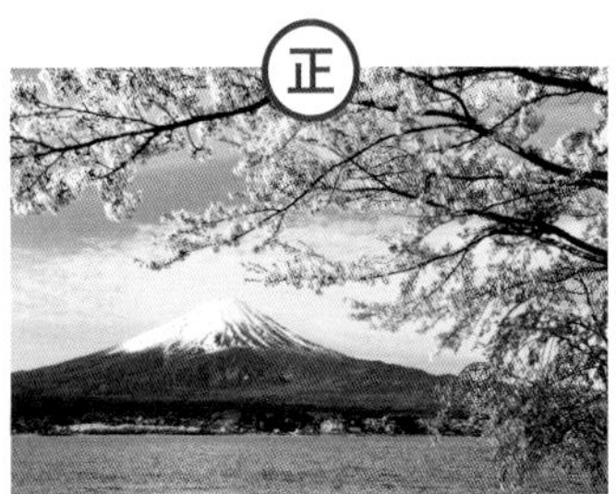

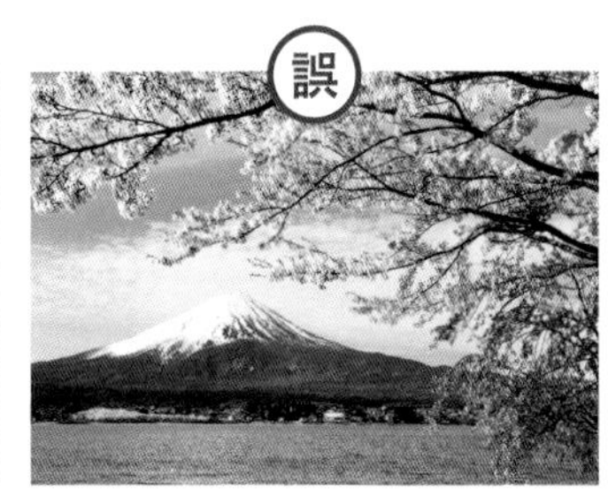

この本の使い方

**最初のページから進める必要はありません。
好みの絶景写真、出身の都道府県などから
自由に始めてください。**

各問題には
5つのまちがいが
隠されています。

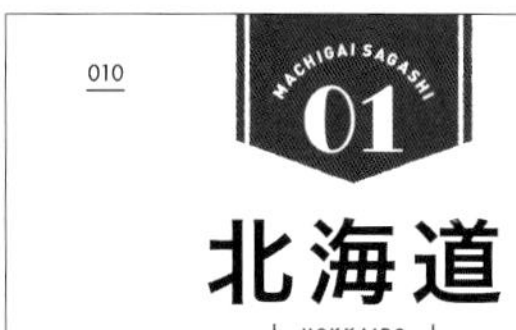

5つの まちがい を探しましょう

写真の施設・スポット名とともに、その施設・スポットを簡単に紹介しています。詳しい情報は当社から発行しています『るるぶ情報版』をご確認ください。

四季彩の丘　美瑛町

チューリップやポピー、ひまわりなど春から秋にかけて約30種類の花々が咲き誇るカラフルな花畑です。美瑛の丘を色鮮やかに染め上げます。

正

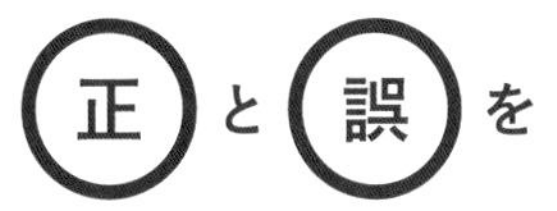

見比べます

左と右の写真を見比べてください。左が正しい写真、右がまちがいのある写真です。まちがいは、何かが消えているor足されている、色が変わっている、大きさが変化しているなど、さまざまなまちがいがあります。問題を解き終わった後は、左の正しい写真を絶景写真集としてご活用ください。

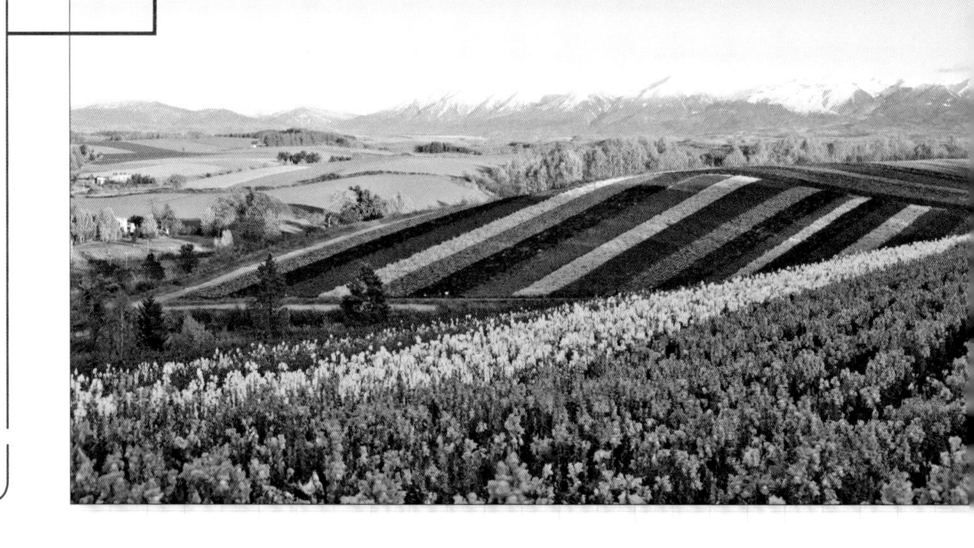

ミニ観光情報

その都道府県を代表するご当地グルメ、温泉地、絶景スポットを3つずつ紹介しています。また各都道府県の豆知識も合わせて紹介しています。

011
北海道・東北エリア
GOURMET
ご当地グルメ
スープカレー
帯広豚丼
ジンギスカン
ONSEN
主な温泉地
登別温泉
定山渓温泉
洞爺湖温泉
TOURIST SPOT
主な絶景スポット
函館の夜景
函館市
白金 青い池
美瑛町
知床
斜里町
観光豆知識
北海道を本州の中心付近に重ねると、東は茨城・栃木県あたりから、西は大阪府まですっぽりと入る大きさです。
答えはP104
誤

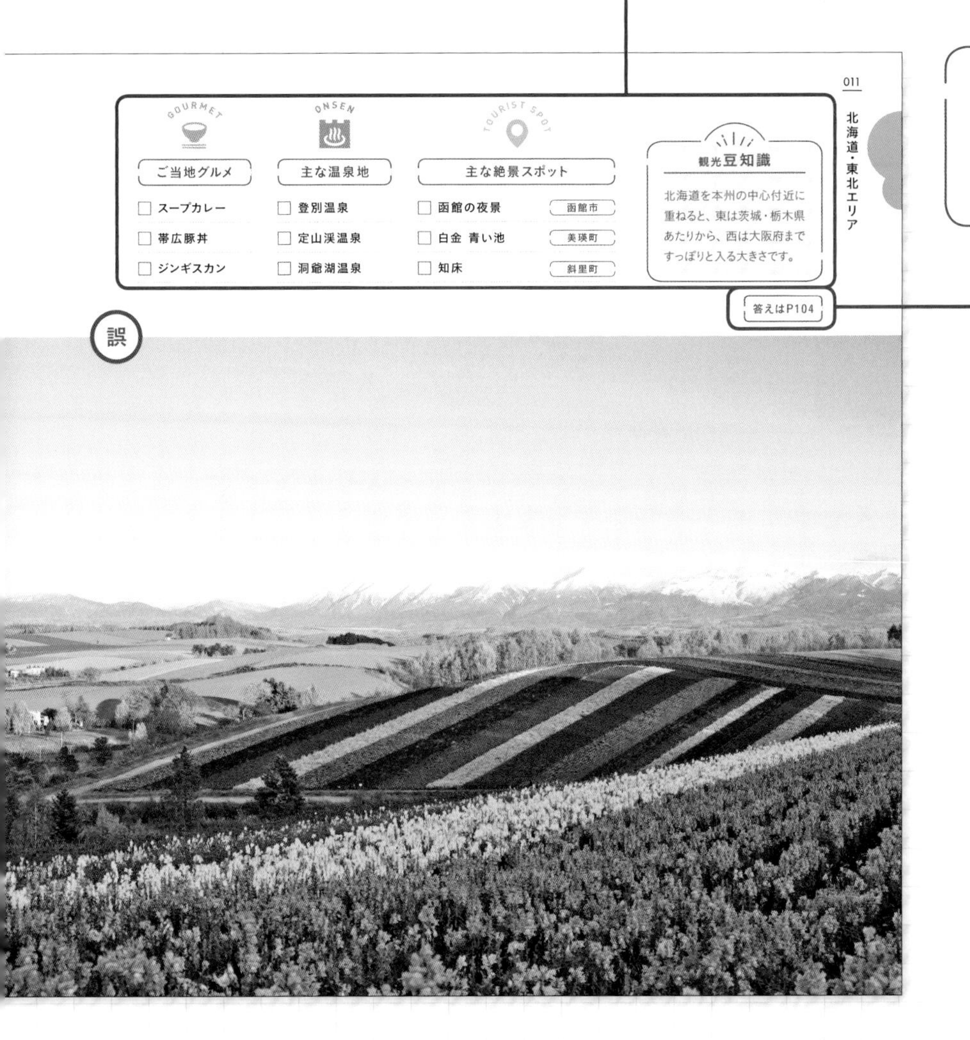

答えは該当ページに掲載しています。まちがいを探し終わった後にご確認ください。

注意点

難易度の高いまちがいをご用意しています。**「見つからなくて当たり前」**と思って探してみてください。まちがいが見つからなくても、**決してイライラしたりしないように**注意してください。時間を置いてチャレンジをしたら、今度は見つかるかもしれません。

※印刷による汚れ・キズ・かすれなどは、まちがいに含まれませんのでご注意ください。
※本書はその効果に個人差があり、必ずしもすべての人にとって脳力アップがなされるというものではありません。

日本絶景列島図鑑

広島 宮島

岐阜 白川郷

大分 由布岳

大阪 大阪まいしまシーサイドパーク

北海道
青森
秋田
岩手
山形
宮城
新潟
福島
石川
富山
群馬
栃木
長野
茨城
京都
滋賀
福井
埼玉
岐阜
山梨
千葉
鳥取
島根
兵庫
岡山
愛知
静岡
広島
東京
山口
三重
香川
神奈川
佐賀
福岡
愛媛
徳島
和歌山
奈良
大分
高知
長崎
大阪
熊本
宮崎
鹿児島
沖縄

絶景写真でまちがい探し CONTENTS

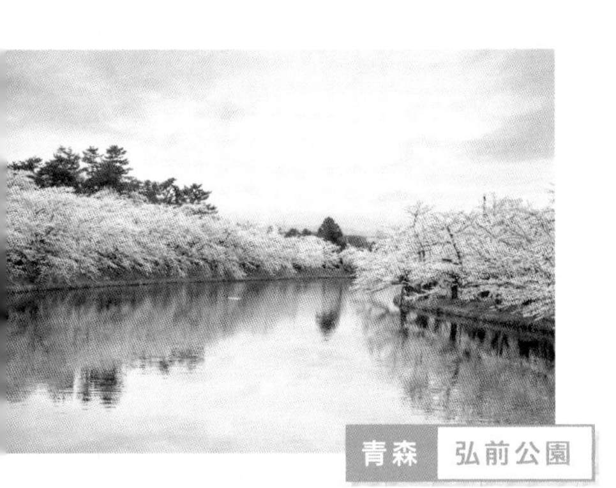
青森 弘前公園

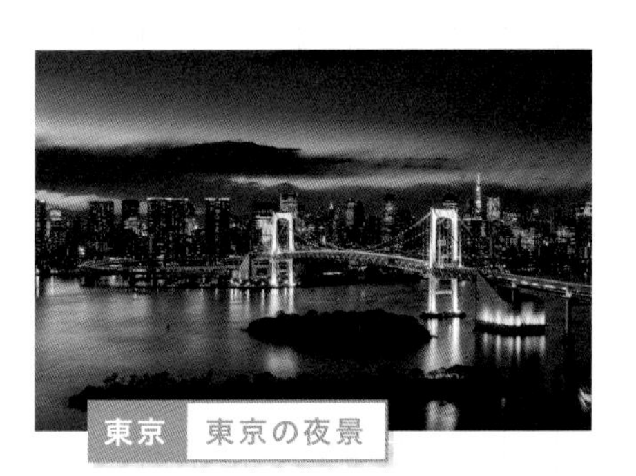
東京 東京の夜景

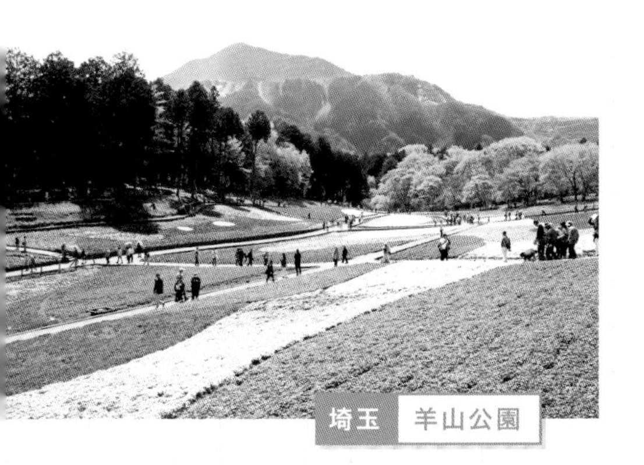
埼玉 羊山公園

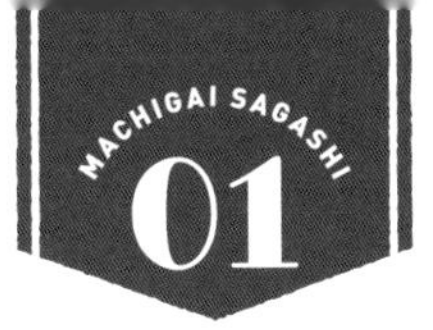

北海道

HOKKAIDO

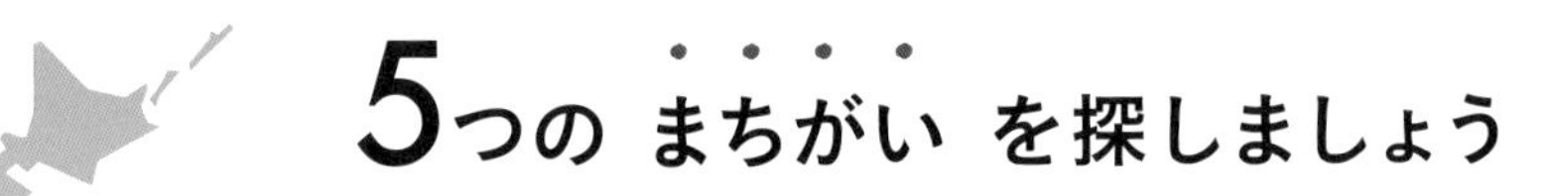

5つの まちがい を探しましょう

四季彩の丘（しきさいのおか）　美瑛町

チューリップやポピー、ひまわりなど春から秋にかけて約30種類の花々が咲き誇るカラフルな花畑です。美瑛の丘を色鮮やかに染め上げます。

正

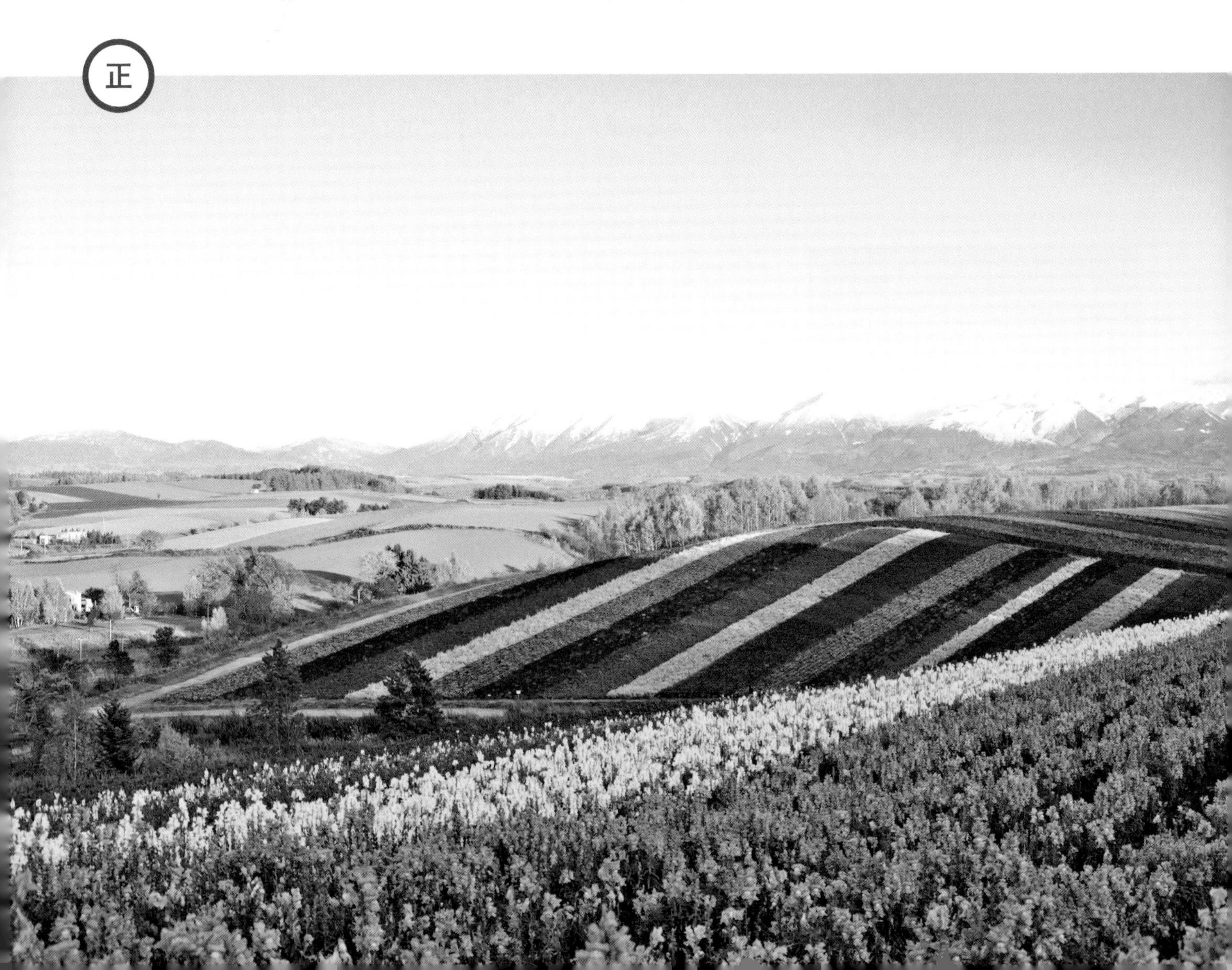

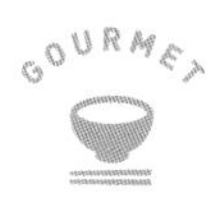

ご当地グルメ

- □ スープカレー
- □ 帯広豚丼
- □ ジンギスカン

ONSEN

主な温泉地

- □ 登別温泉
- □ 定山渓温泉
- □ 洞爺湖温泉

TOURIST SPOT

主な絶景スポット

- □ 函館の夜景　函館市
- □ 白金 青い池　美瑛町
- □ 知床　斜里町など

観光豆知識

北海道を本州の中心付近に重ねると、東は茨城・栃木県あたりから、西は大阪府まですっぽりと入る大きさです。

答えはP104

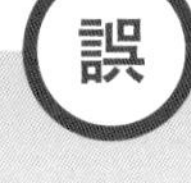

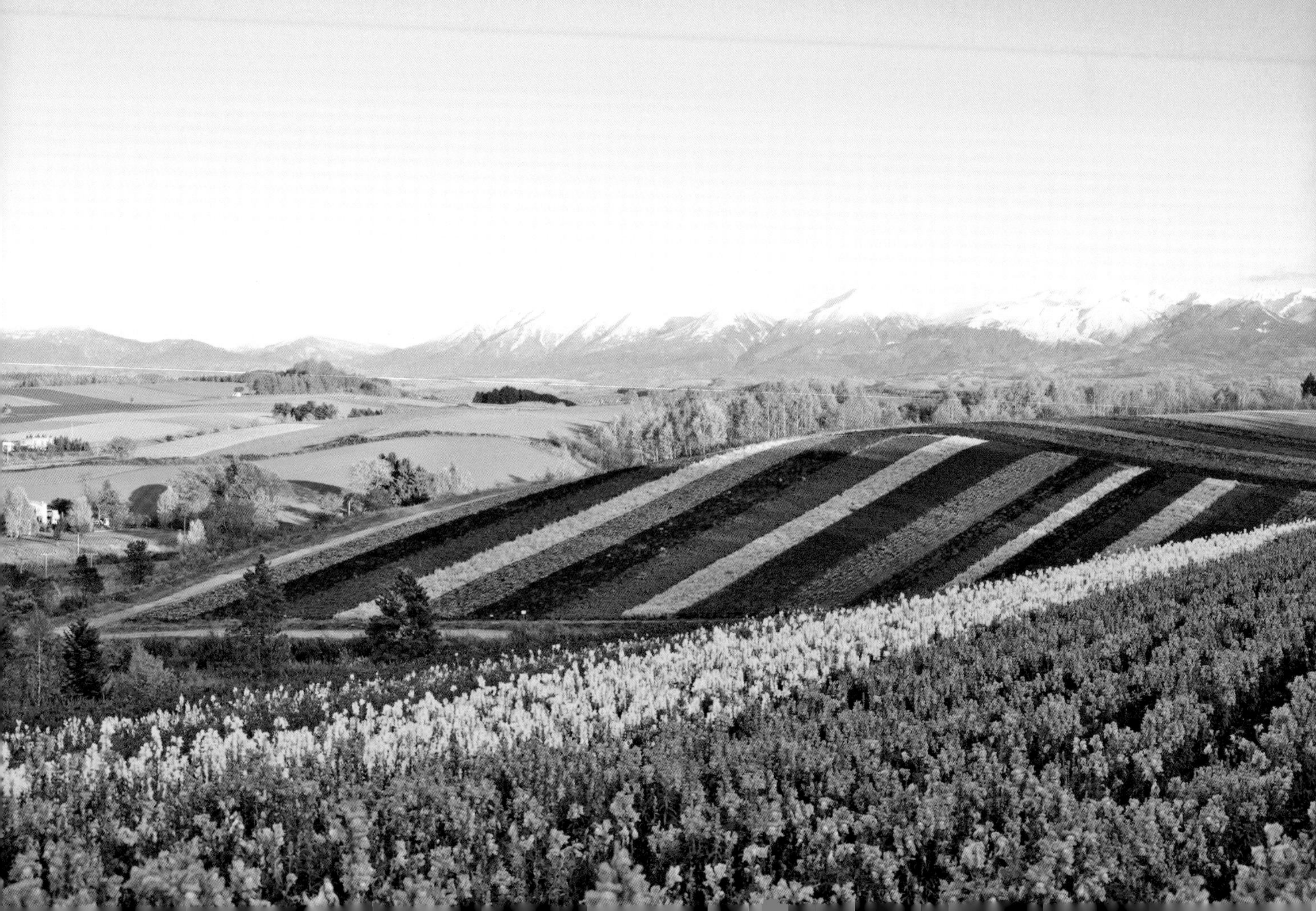

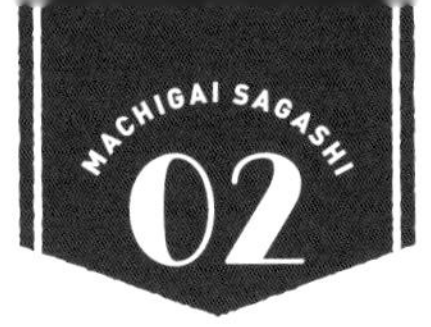

青森

AOMORI

5つの まちがい を探しましょう

弘前公園（ひろさきこうえん）

弘前市

約2600本の桜が咲き誇る日本屈指の桜の名所。ライトアップされる夜もきれいですが、外濠がピンク色で染まる花筏が見られるのは、散り始めの短い期間だけです。

正

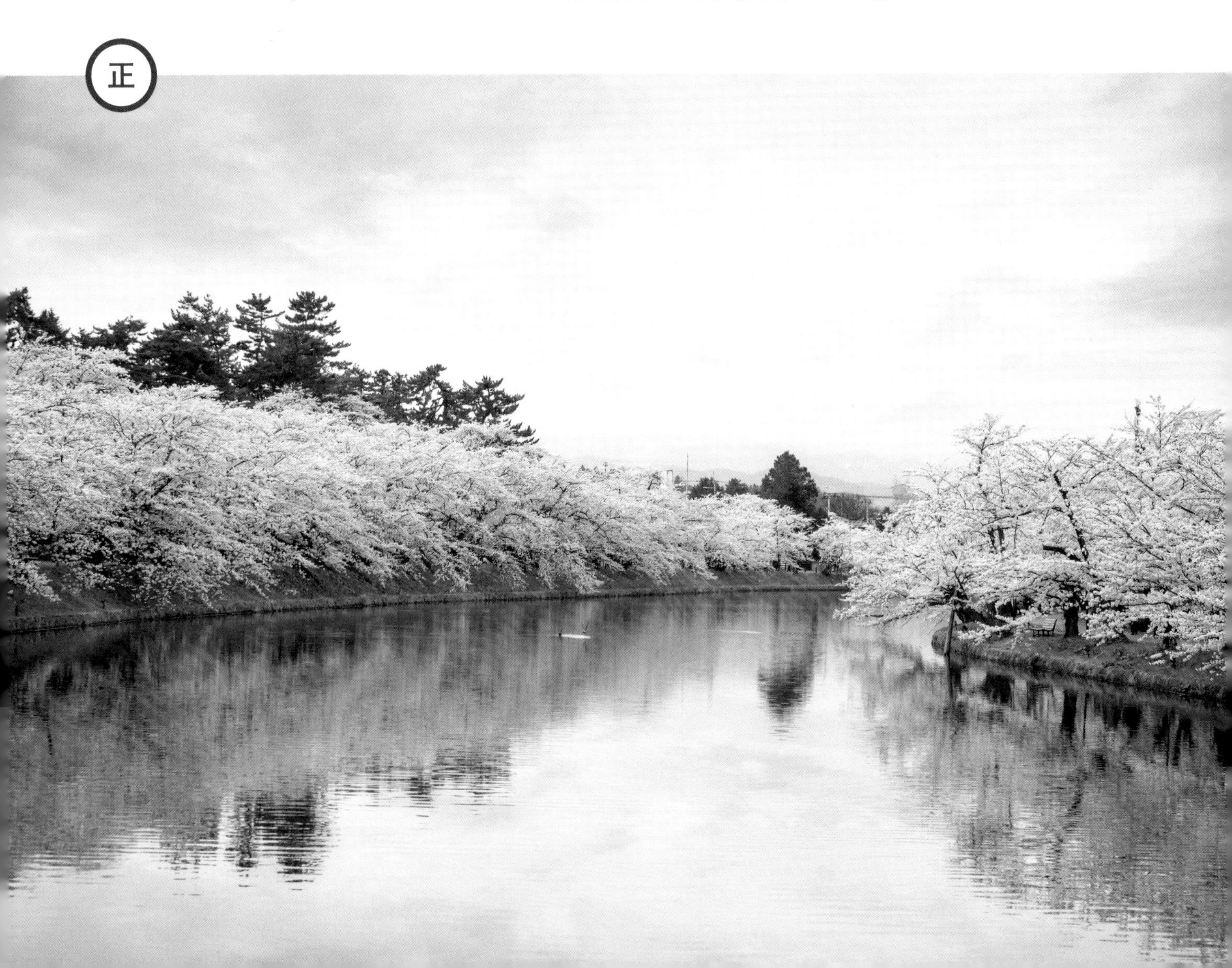

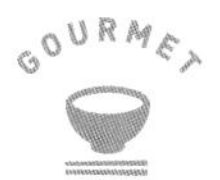
GOURMET

ご当地グルメ

- □ 十和田バラ焼き
- □ せんべい汁
- □ 大間まぐろ

ONSEN

主な温泉地

- □ 酸ヶ湯温泉
- □ 浅虫温泉
- □ 大鰐温泉

TOURIST SPOT

主な絶景スポット

- □ 奥入瀬渓流 十和田市
- □ 十和田湖 十和田市など
- □ 日本キャニオン 深浦町

観光豆知識

りんごの生産量は日本一を誇り、そのりんごを使ったスイーツは絶品です。世界自然遺産の白神山地もあります。

答えはP104

誤

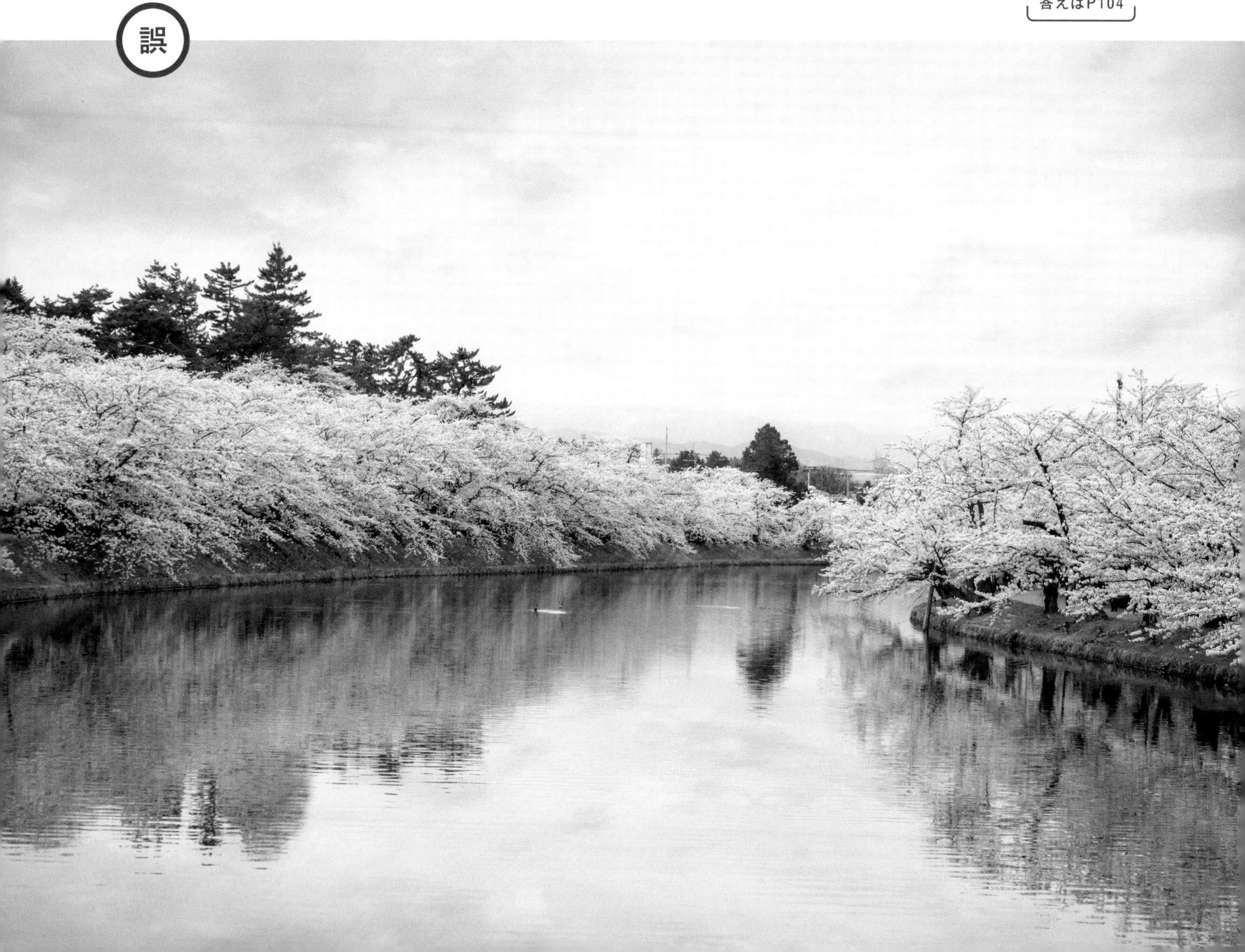

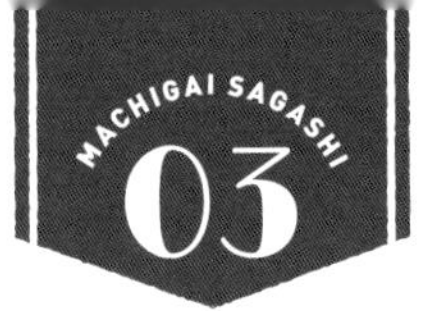

岩手

IWATE

5つのまちがいを探しましょう

浄土ヶ浜（じょうどがはま）

宮古市

三陸復興国立公園の一部で、白い岩肌と群青の海のコントラストが鮮やかな三陸エリアを代表する景勝地です。林立する白い流紋岩が作る海岸線は必見。

正

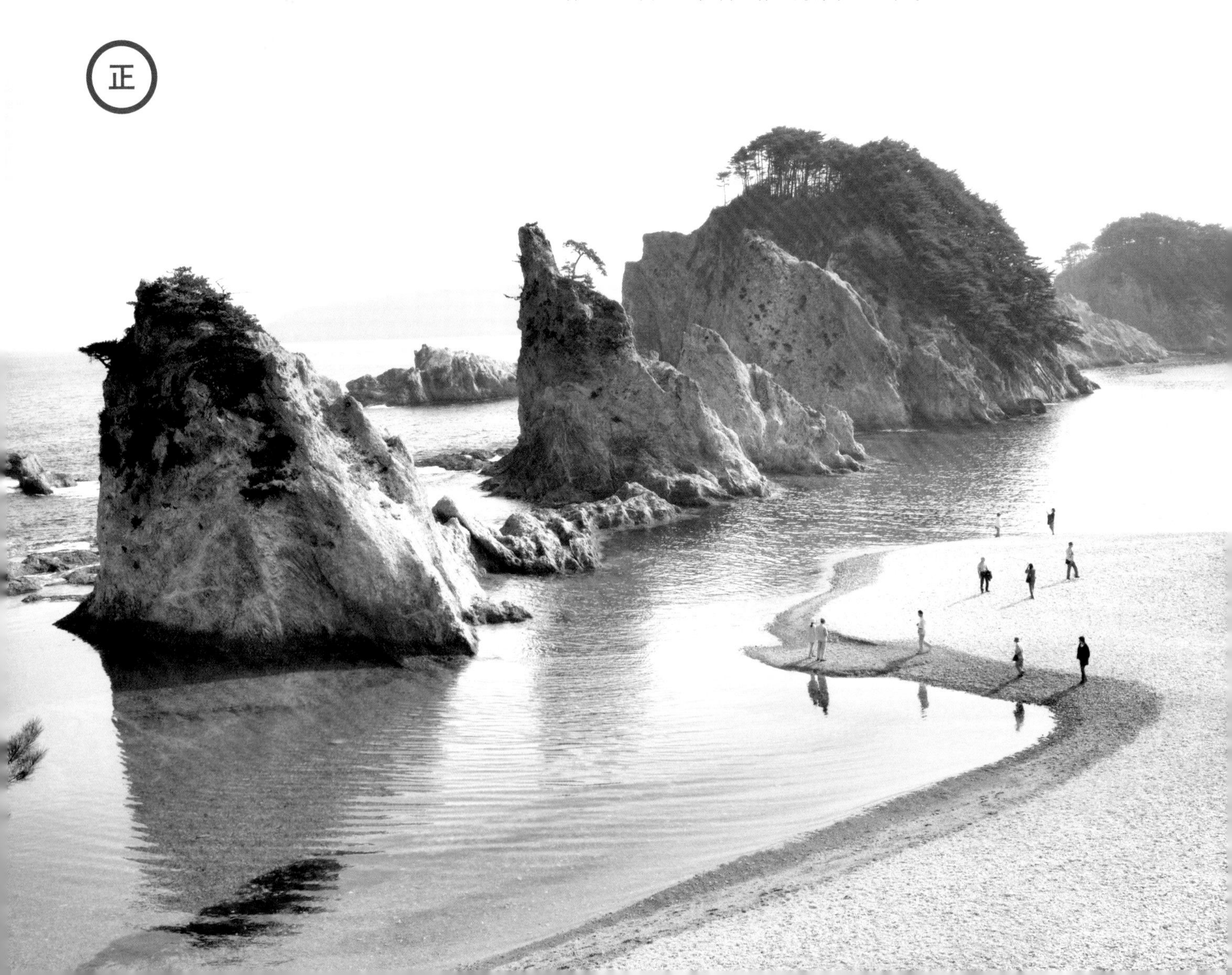

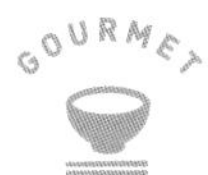

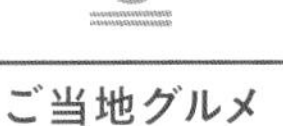

ご当地グルメ

- □ 盛岡冷麺
- □ わんこそば
- □ あんかけうどん

ONSEN

主な温泉地

- □ 安比温泉
- □ 一関温泉
- □ 花巻温泉

主な絶景スポット

- □ 厳美渓　一関市
- □ 猊鼻渓　一関市
- □ 龍泉洞　岩泉町

観光豆知識

広い土地をいかした農業や酪農が盛んです。東北初の世界文化遺産である平泉をはじめ、歴史スポットも満載です。

答えはP104

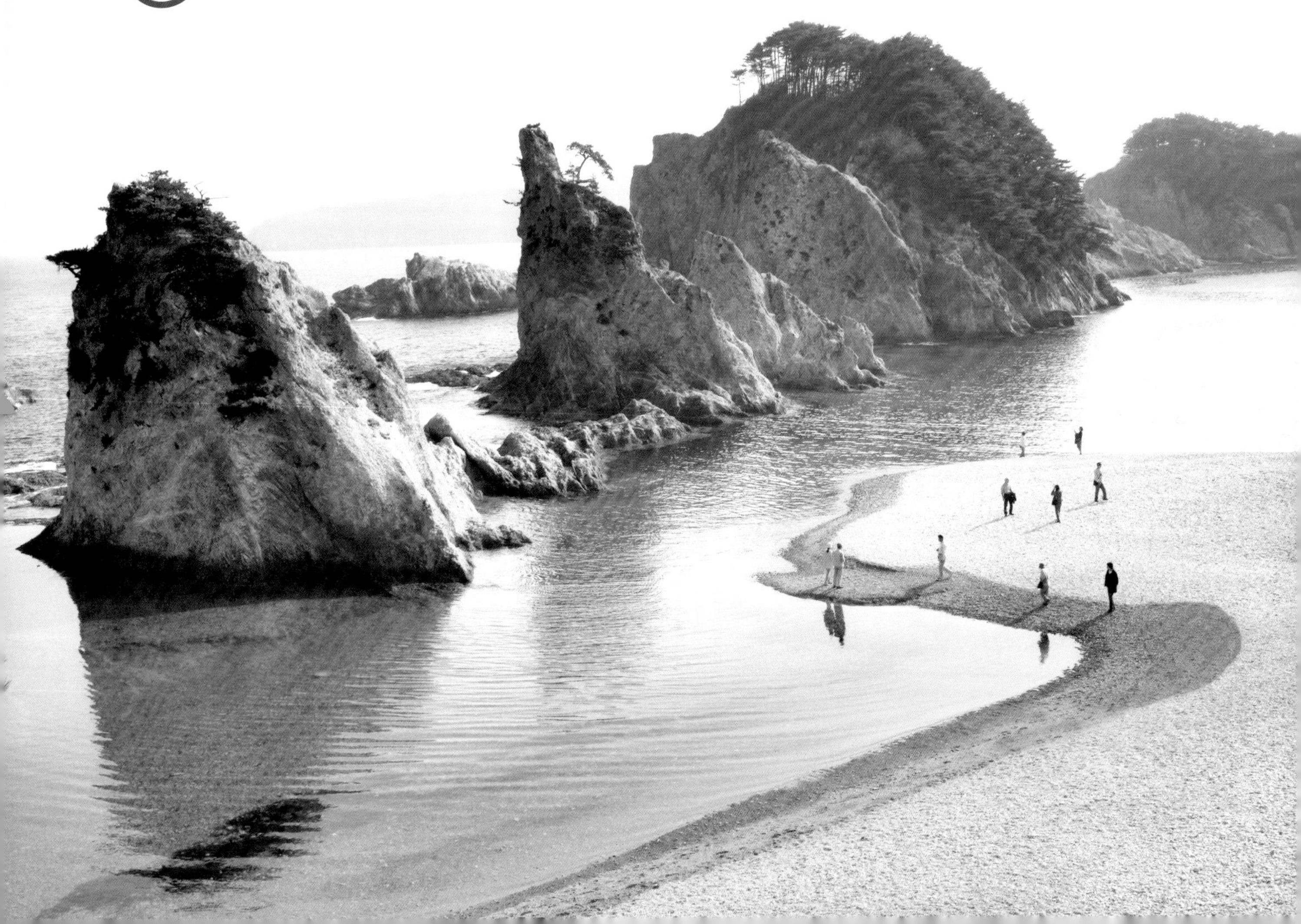

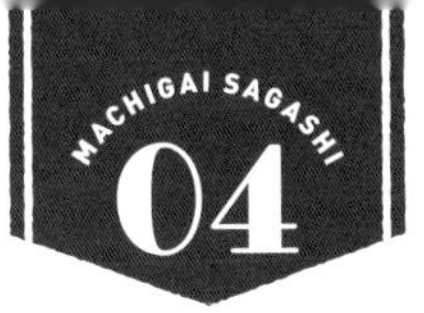

宮城

MIYAGI

5つの まちがい を探しましょう

松島（まつしま）

松島町

日本三景の一つで、大小さまざまな260余りの島々が点在しています。風光明媚な海景色が楽しめ、遊覧船での島巡りがおすすめです。

正

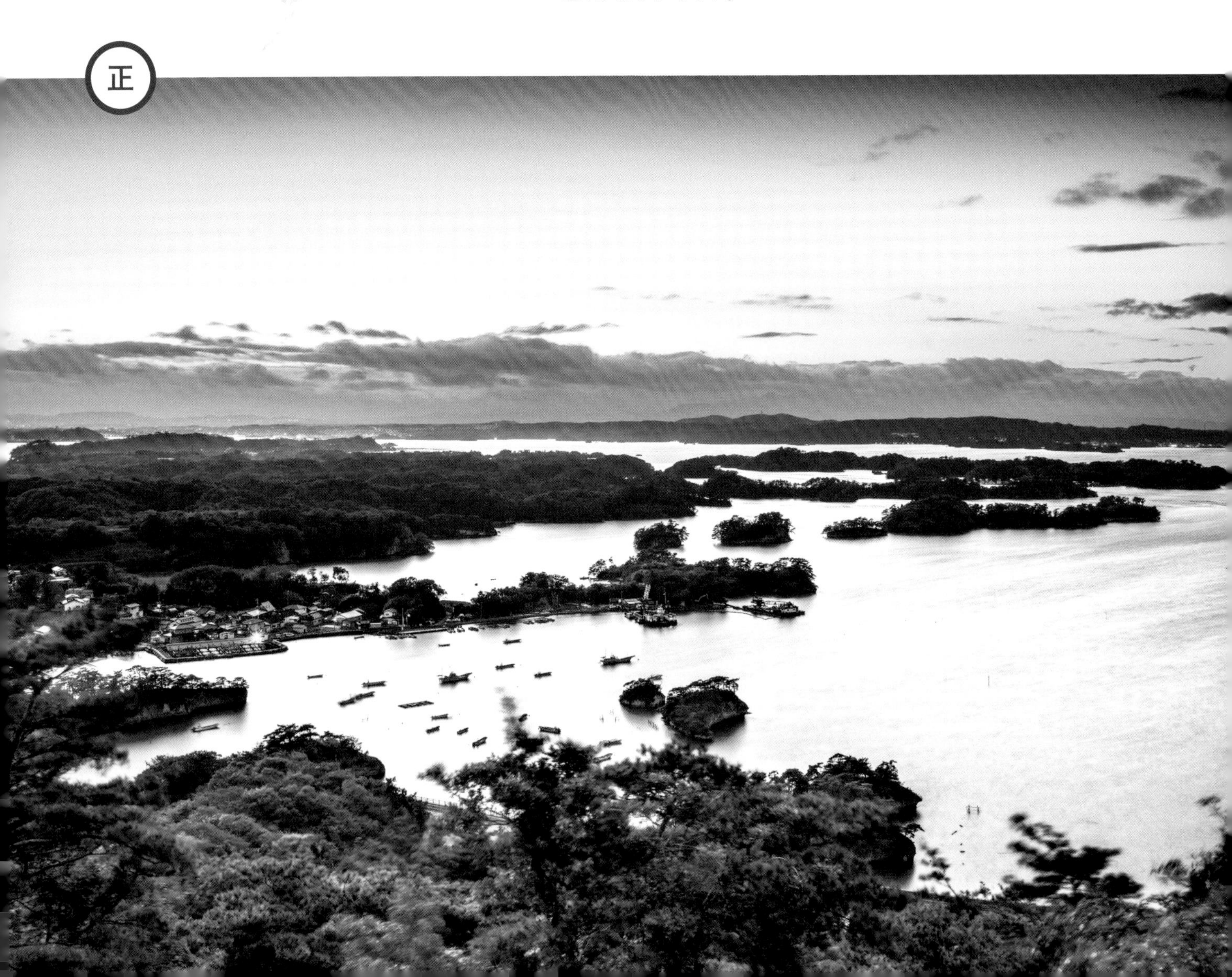

GOURMET

ご当地グルメ

- [ ] 牛タン
- [ ] ずんだ餅
- [ ] 南三陸キラキラ丼

ONSEN

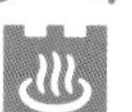

主な温泉地

- [ ] 秋保温泉
- [ ] 鳴子温泉郷
- [ ] 作並温泉

TOURIST SPOT

主な絶景スポット

- [ ] 秋保大滝 仙台市
- [ ] 御釜 蔵王町・川崎町
- [ ] 鳴子峡 大崎市

観光豆知識

仙台七夕まつりは東北四大祭りの一つです。仙台市は周囲に青葉山などがあり、市内には街路樹も多いため「杜の都」と呼ばれています。

答えはP104

誤

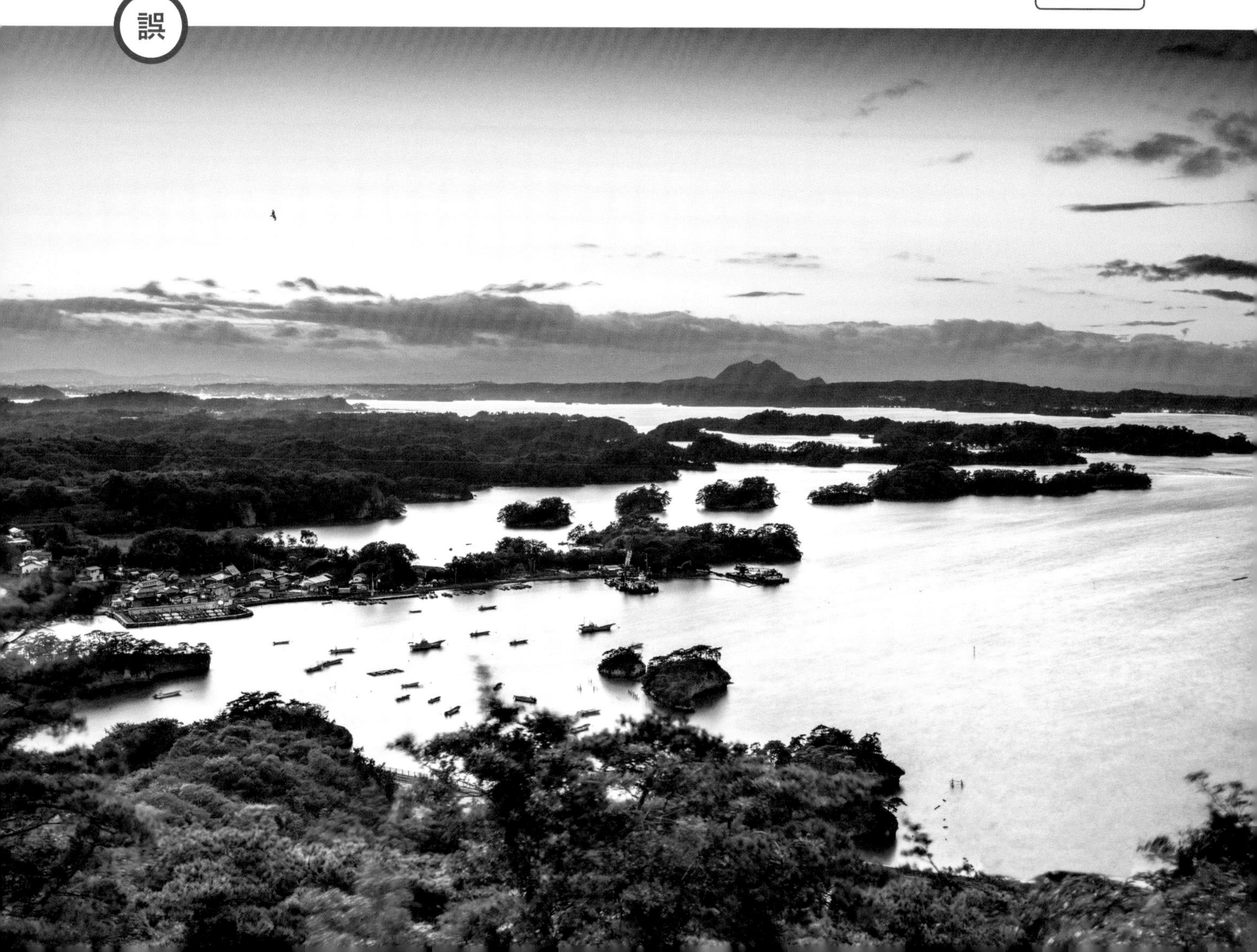

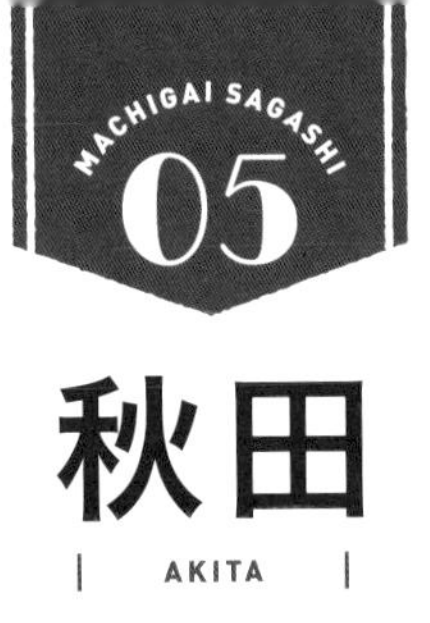

秋田

AKITA

5つの まちがい を探しましょう

元滝伏流水（もとたきふくりゅうすい）　にかほ市

鳥海山に降った雨や雪解け水が地中に染み込み、伏流水となって岩間から噴き出しています。岩肌を流麗な水が勢いよく流れる様子は圧巻です。

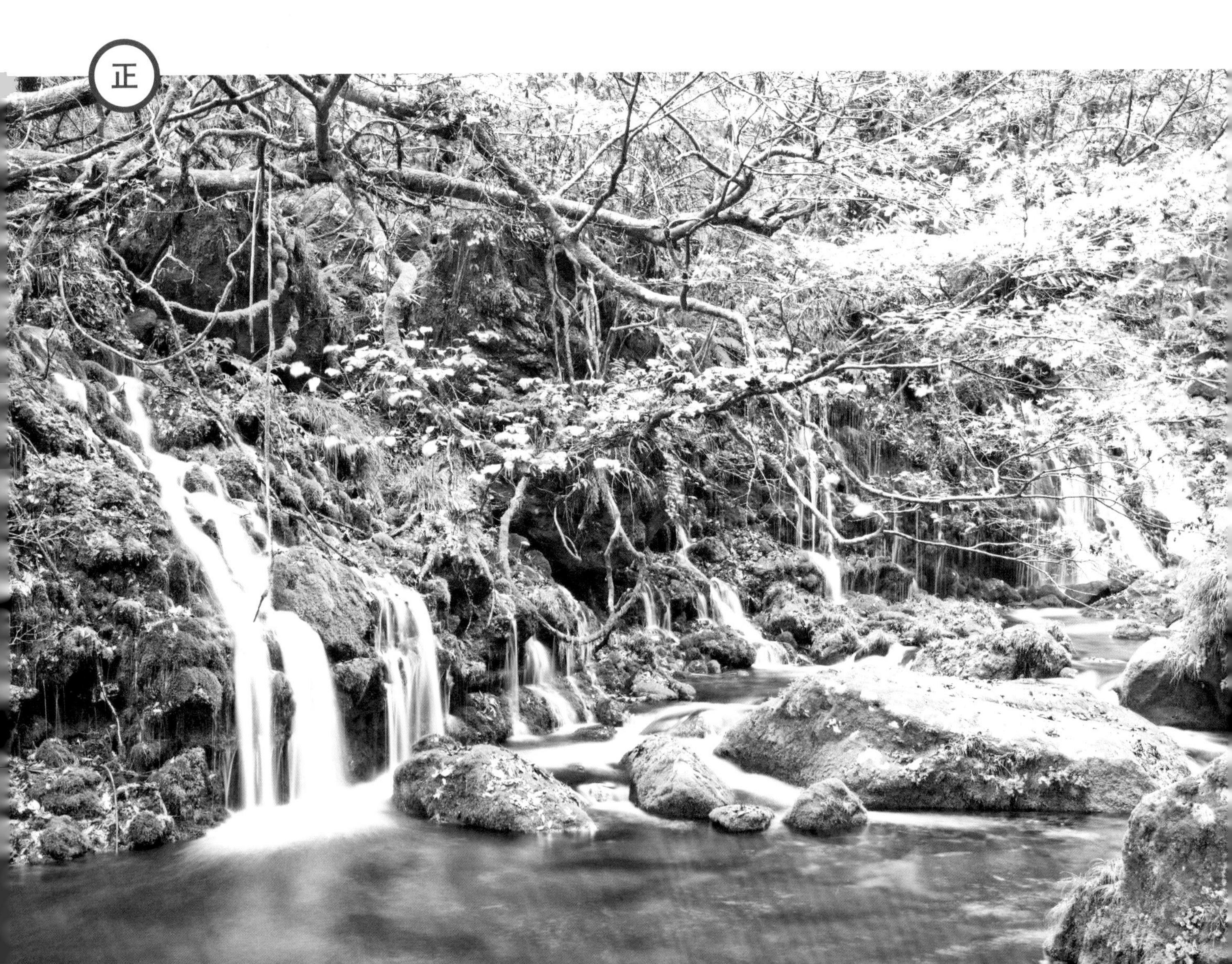

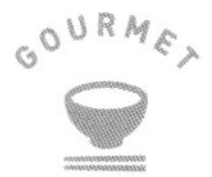

ONSEN

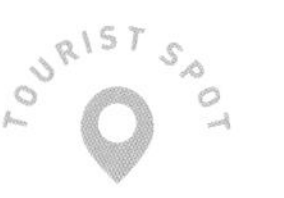

ご当地グルメ

- [ ] きりたんぽ鍋
- [ ] 比内地鶏
- [ ] 横手やきそば

主な温泉地

- [ ] 乳頭温泉郷
- [ ] 男鹿温泉
- [ ] 田沢湖高原温泉郷

主な絶景スポット

- [ ] 田沢湖 仙北市
- [ ] 角館武家屋敷 仙北市
- [ ] 小安峡 湯沢市

観光豆知識

日本三大美人と呼ばれる秋田美人で有名です（残り二つは京都、福岡）。世界でも人気がある秋田犬のふるさとでもあります。

答えはP104

誤

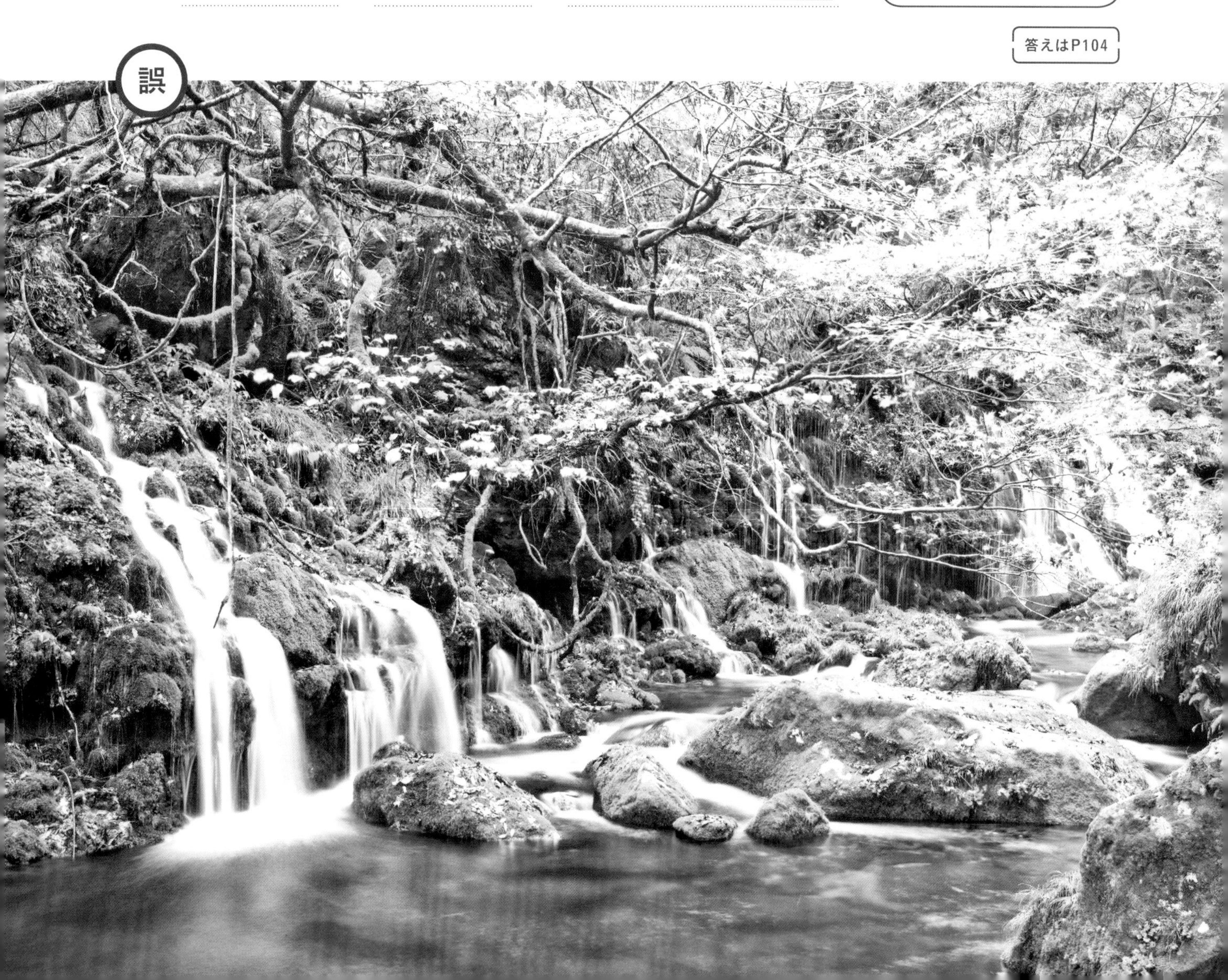

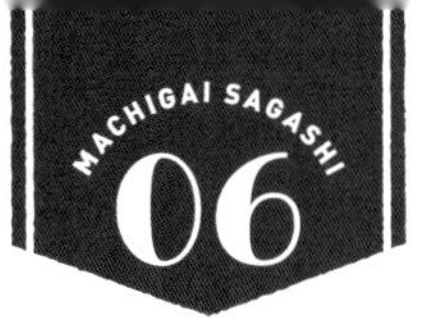

山形

YAMAGATA

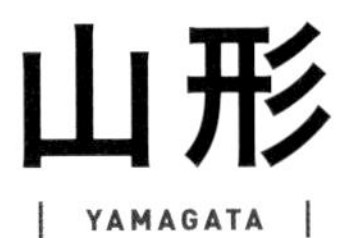

5つの まちがい を探しましょう

蔵王(ざおう)の樹氷(じゅひょう)

山形市

蔵王連峰の気象条件と植生によって生み出された絶景です。無数の樹氷が覆う姿は壮観で、怪物のように見えることから「スノーモンスター」とも呼ばれています。

正

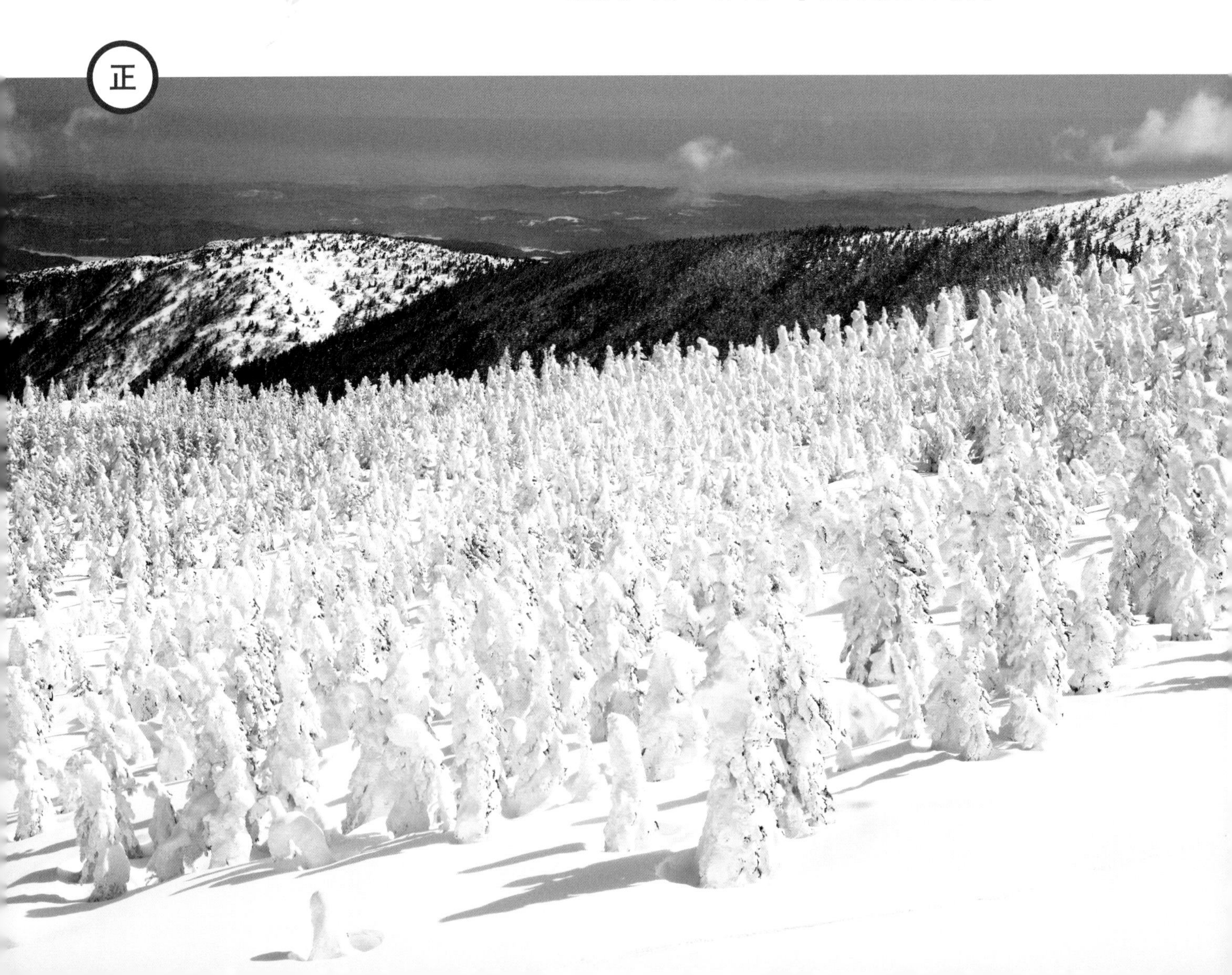

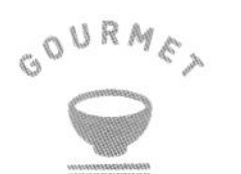

GOURMET

ご当地グルメ

- □ 玉こんにゃく
- □ 芋煮
- □ 米沢牛

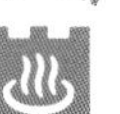

ONSEN

主な温泉地

- □ 銀山温泉
- □ 天童温泉
- □ かみのやま温泉

TOURIST SPOT

主な絶景スポット

- □ 立石寺 山寺 山形市
- □ 霞城公園 山形市
- □ 月山 鶴岡市など

観光豆知識

さくらんぼや西洋なしの生産量が日本一です。また全国の将棋駒の約9割は県内の天童市で作られています。

答えはP104

誤

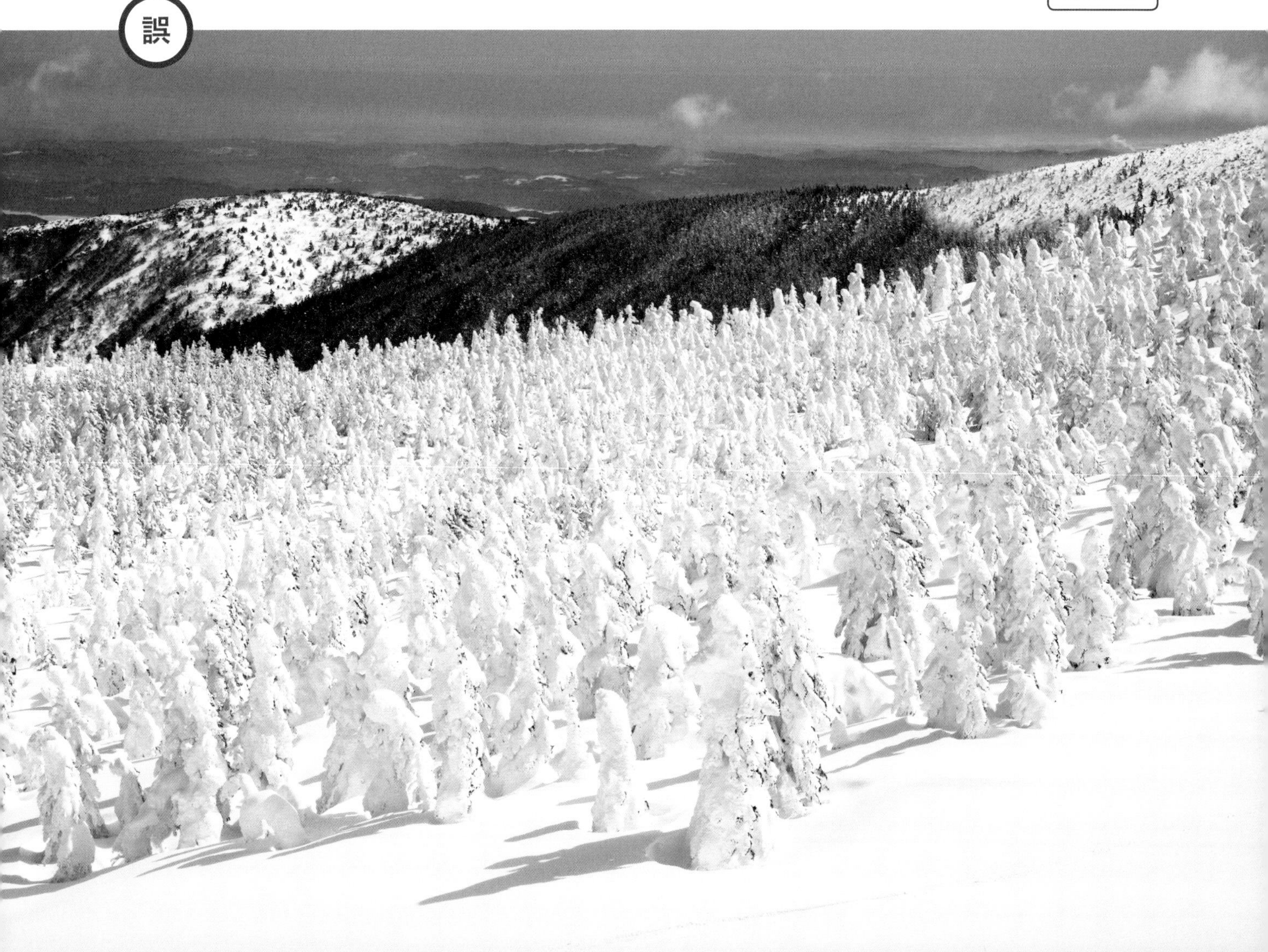

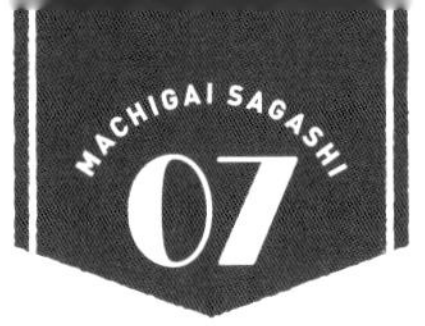

福島

FUKUSHIMA

5つの まちがい を探しましょう

五色沼（ごしきぬま）　北塩原村

裏磐梯随一の景勝地で、神秘的な風景が見られます。日によってさまざまな色に変化する湖沼が多いことから、五色沼と呼ばれています。

正

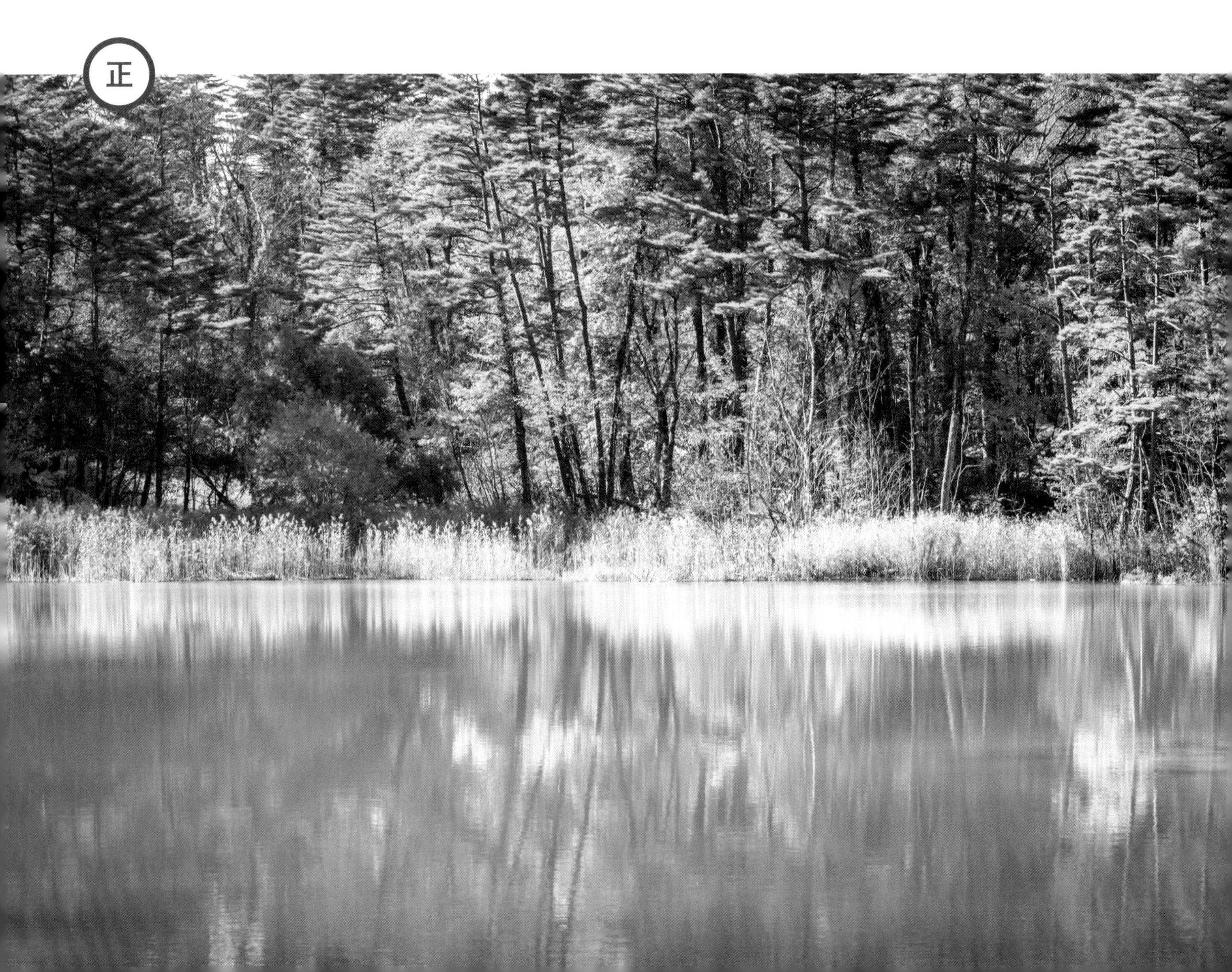

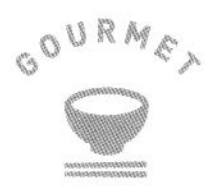

ご当地グルメ

- □ 喜多方ラーメン
- □ 山都そば
- □ 会津ソースカツ丼

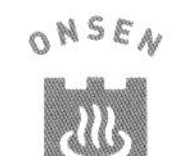

主な温泉地

- □ 東山温泉
- □ 湯野上温泉
- □ 土湯温泉

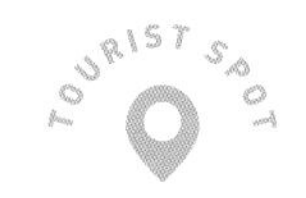

主な絶景スポット

- □ 塔のへつり　下郷町
- □ 一切経山　福島市など
- □ あぶくま洞　田村市

観光豆知識

北海道、岩手県に次ぐ全国3番目の面積を誇ります。もも、なし、りんごなどの生産が盛んなフルーツ王国です。

答えはP105

誤

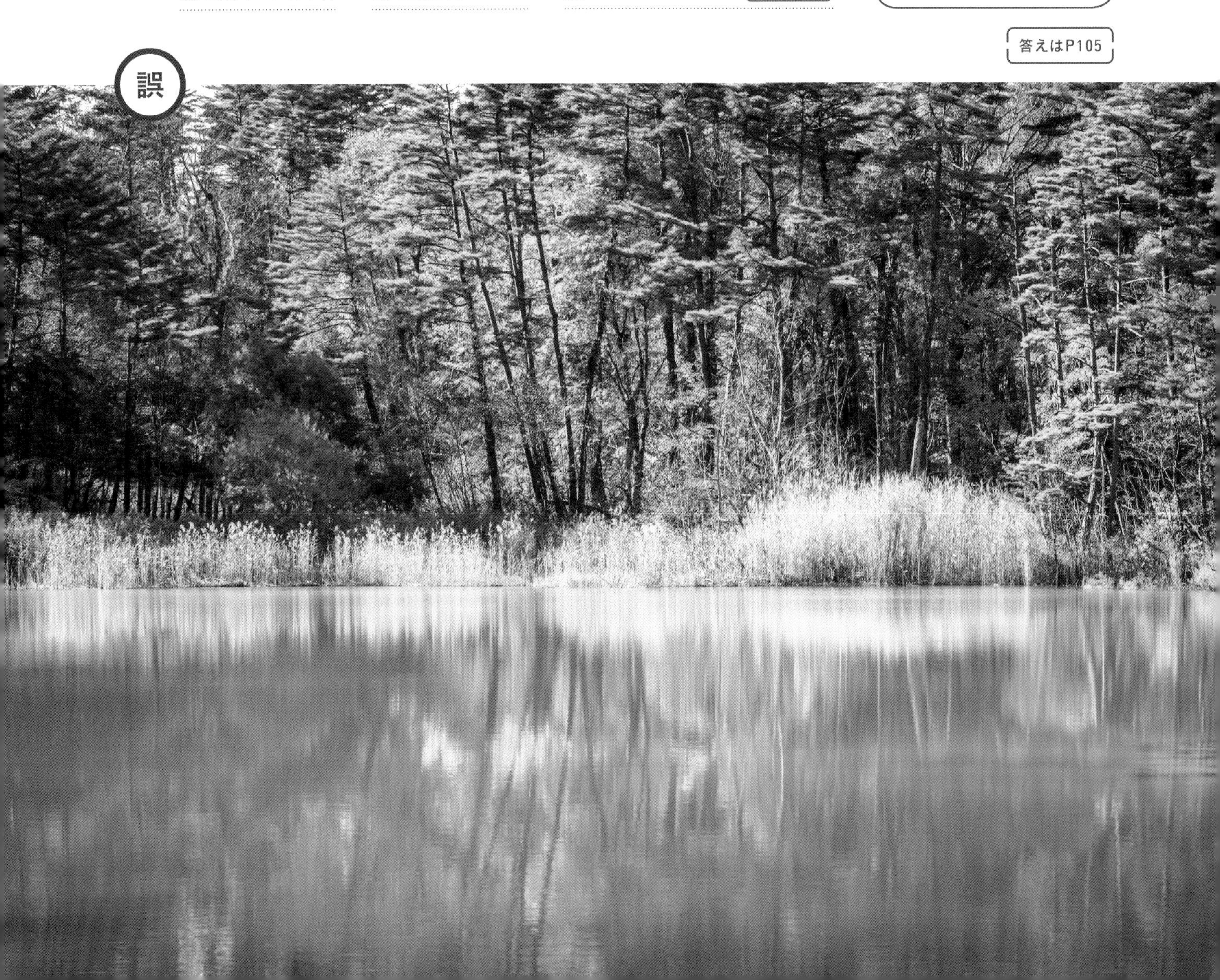

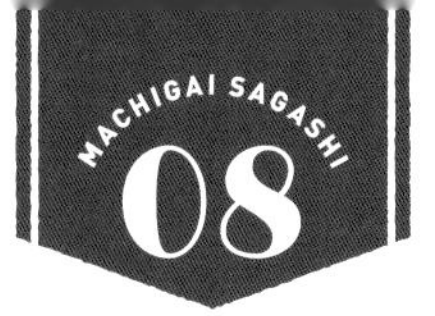

茨城

IBARAKI

5つの まちがい を探しましょう

神磯（かみいそ）の鳥居（とりい）

大洗町

太平洋の波しぶきに抱かれて立つ鳥居です。晴れた日には、鳥居越しに美しい朝日を眺めることができます。神秘的な風景に心が洗われます。

正

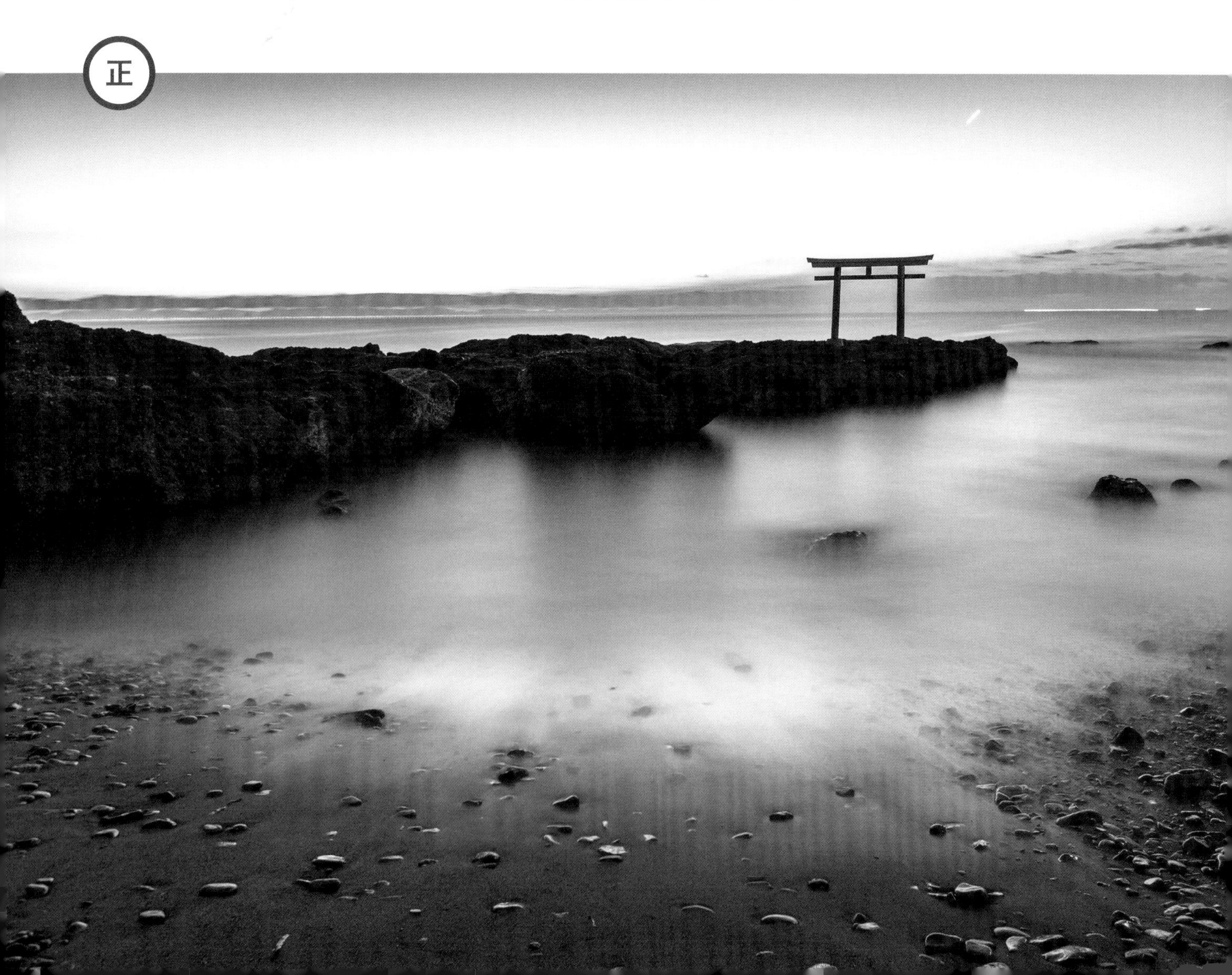

GOURMET

ご当地グルメ

- □ アンコウ鍋
- □ 奥久慈しゃも
- □ 那珂湊焼きそば

ONSEN

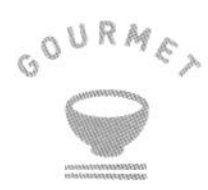

主な温泉地

- □ 大子温泉
- □ 大洗温泉
- □ 筑波温泉

TOURIST SPOT

主な絶景スポット

- □ 国営ひたち海浜公園 ひたちなか市
- □ 偕楽園 水戸市
- □ 袋田の滝 大子町

観光豆知識

流域面積が日本第一位の利根川が流れ、湖では日本第二位の面積を持つ霞ヶ浦があるなど、自然にあふれた県です。

答えはP105

誤

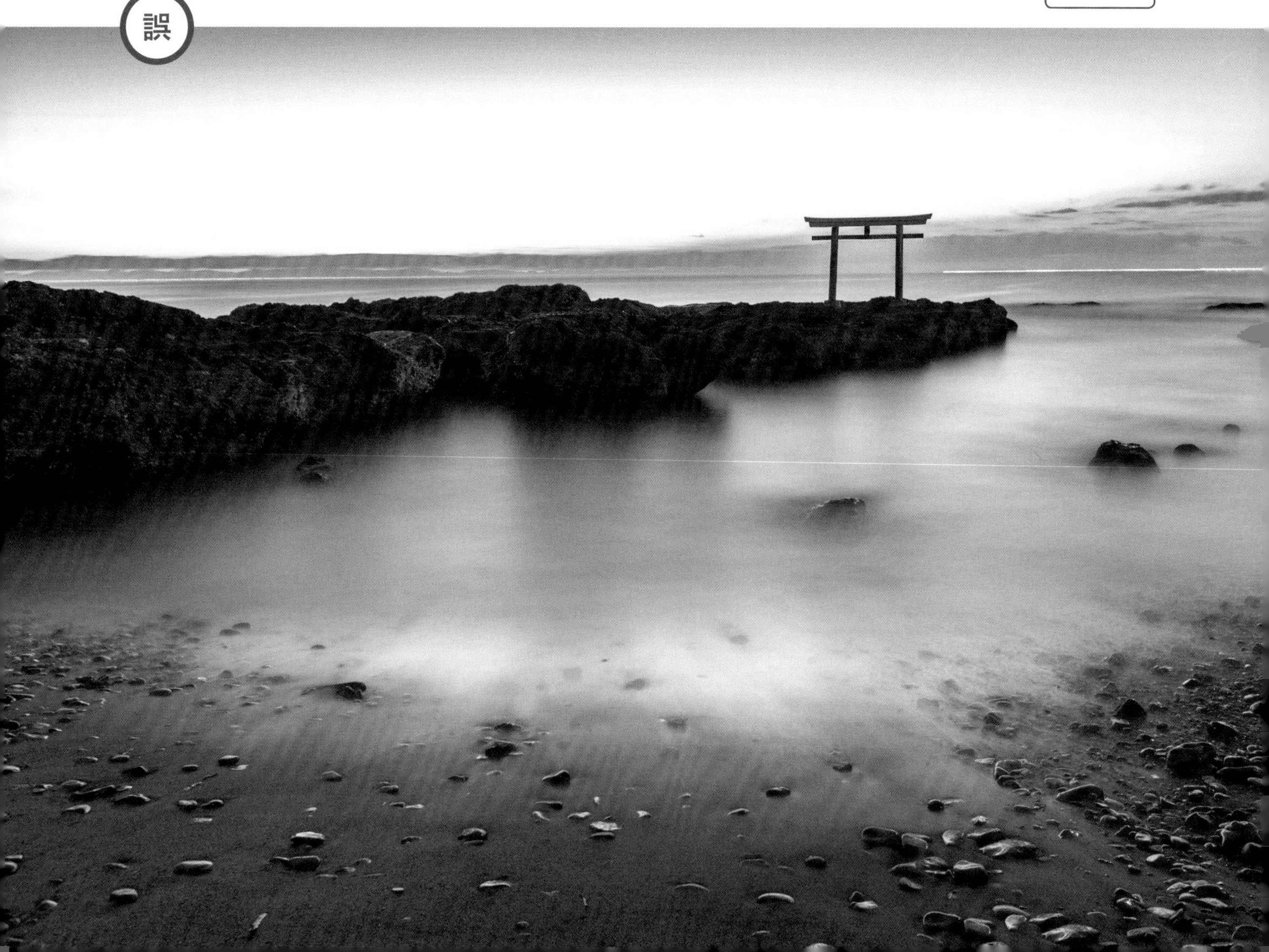

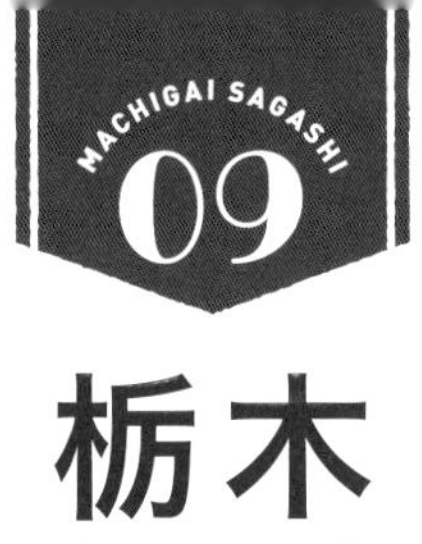

栃木

TOCHIGI

5つのまちがいを探しましょう

中禅寺湖・華厳ノ滝　日光市

男体山の噴火で川がせき止められてできた中禅寺湖と、約97mの高さから流れ落ちる華厳ノ滝、そして雄大な山並みが織りなす壮大なパノラマは必見です。

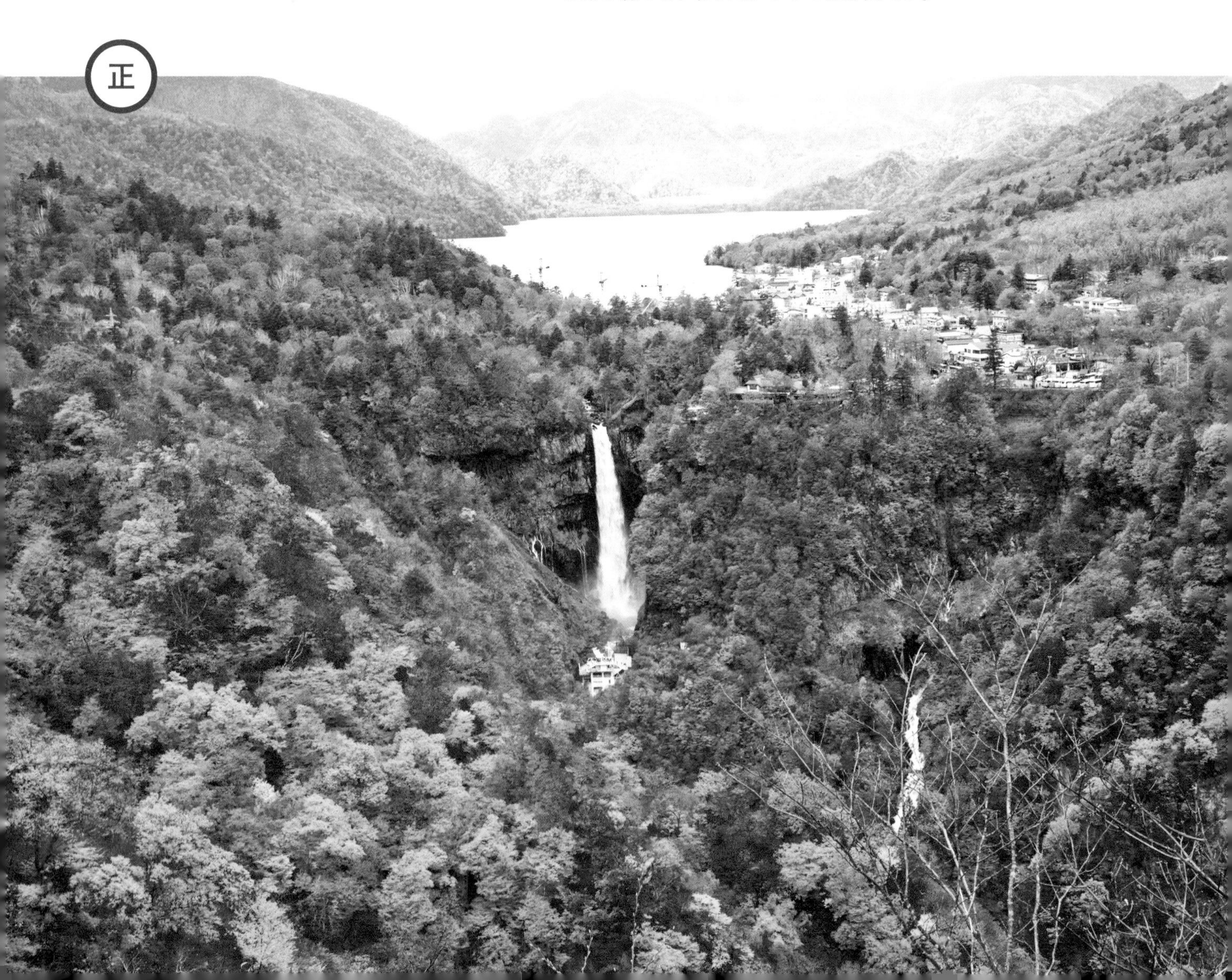

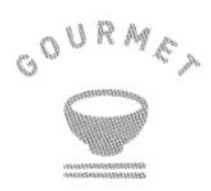

ご当地グルメ

- □ 宇都宮餃子
- □ 佐野らーめん
- □ 湯葉料理

主な温泉地

- □ 鬼怒川温泉
- □ 那須温泉
- □ 湯西川温泉

TOURIST SPOT

主な絶景スポット

- □ 大谷資料館　宇都宮市
- □ いろは坂　日光市
- □ あしかがフラワーパーク　足利市

観光豆知識

生産量第一位のいちごが人気です。日光や那須高原などの観光地や、益子焼や結城紬などの伝統工芸品が魅力です。

答えはP105

誤

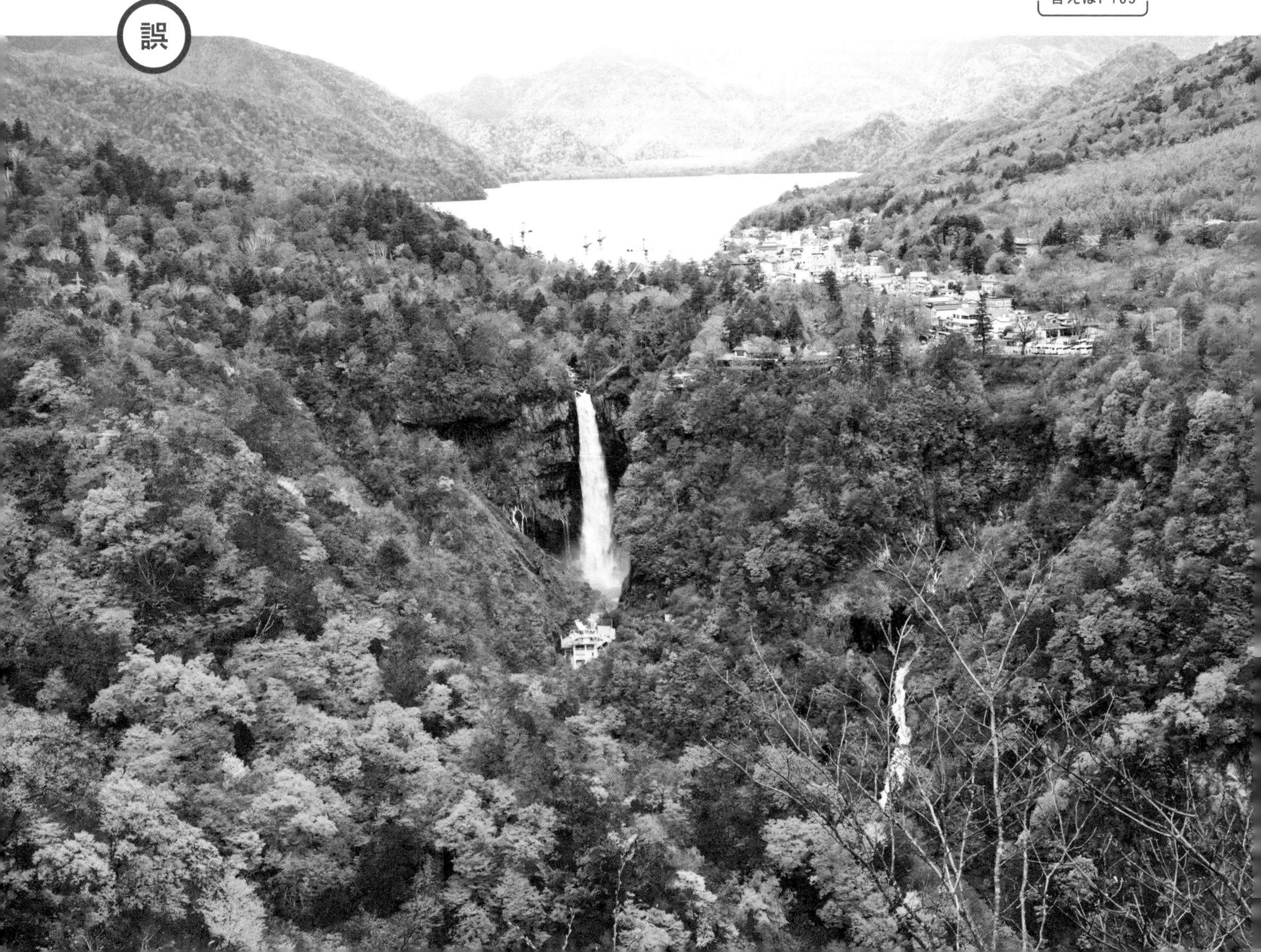

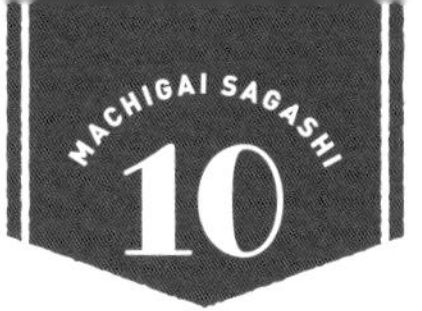

群馬

GUNMA

5つのまちがいを探しましょう

チャツボミゴケ公園・穴地獄

中之条町

全国的にも珍しいチャツボミゴケのコロニーです。広範囲にわたり自生していて、国の天然記念物にも指定されています。

正

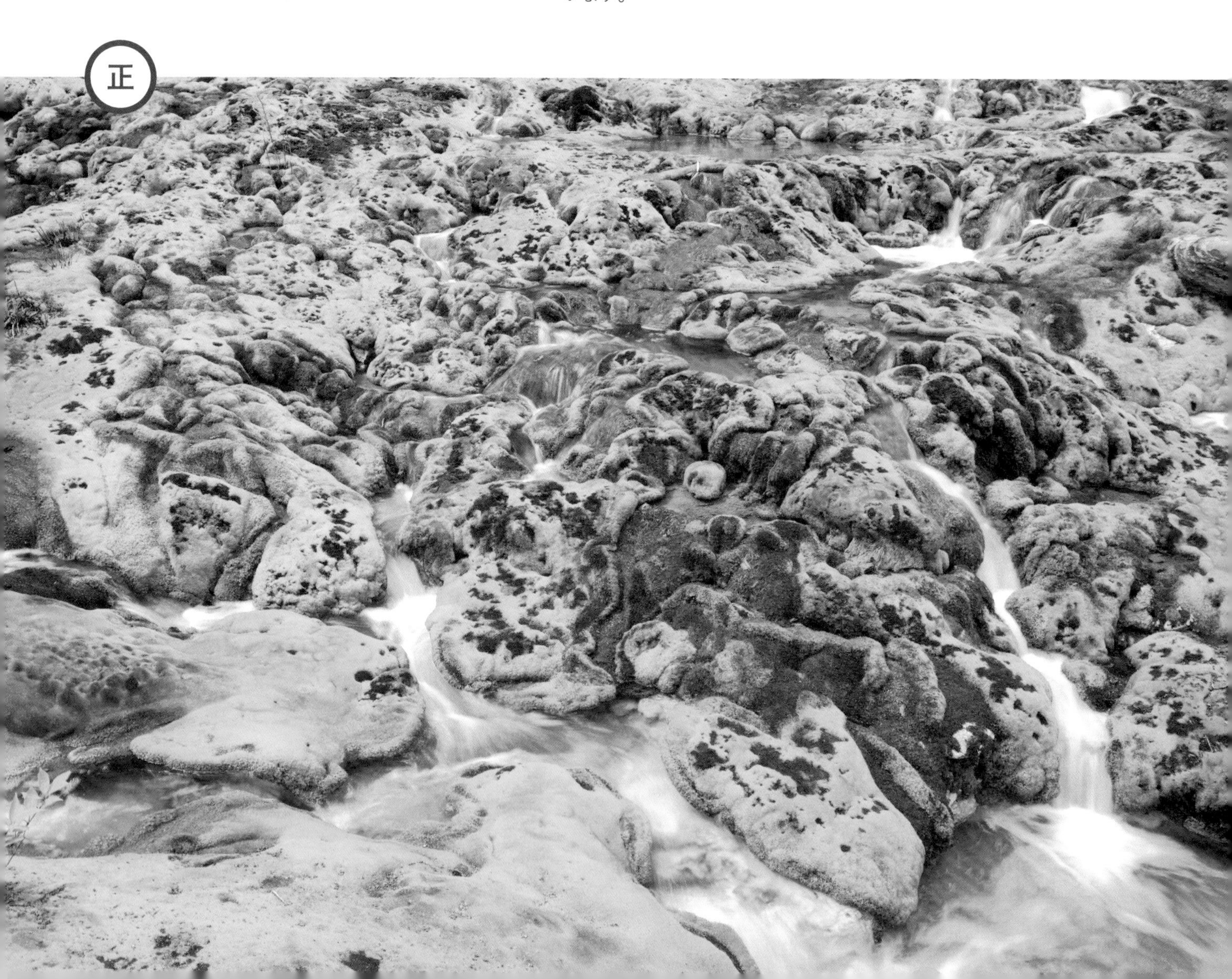

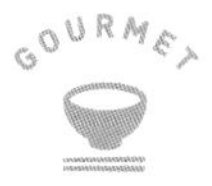

ご当地グルメ

- ☐ 水沢うどん
- ☐ 太田焼きそば
- ☐ 高崎パスタ

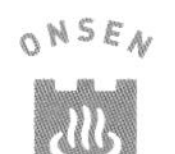

主な温泉地

- ☐ 草津温泉
- ☐ 伊香保温泉
- ☐ 四万温泉

TOURIST SPOT

主な絶景スポット

- ☐ 谷川岳 みなかみ町
- ☐ 吹割の滝 沼田市
- ☐ 奥四万湖 中之条町

観光豆知識

自然湧出量日本一の草津温泉などがある温泉大国です。こんにゃくやキャベツの生産量は第一位です。

答えはP105

誤

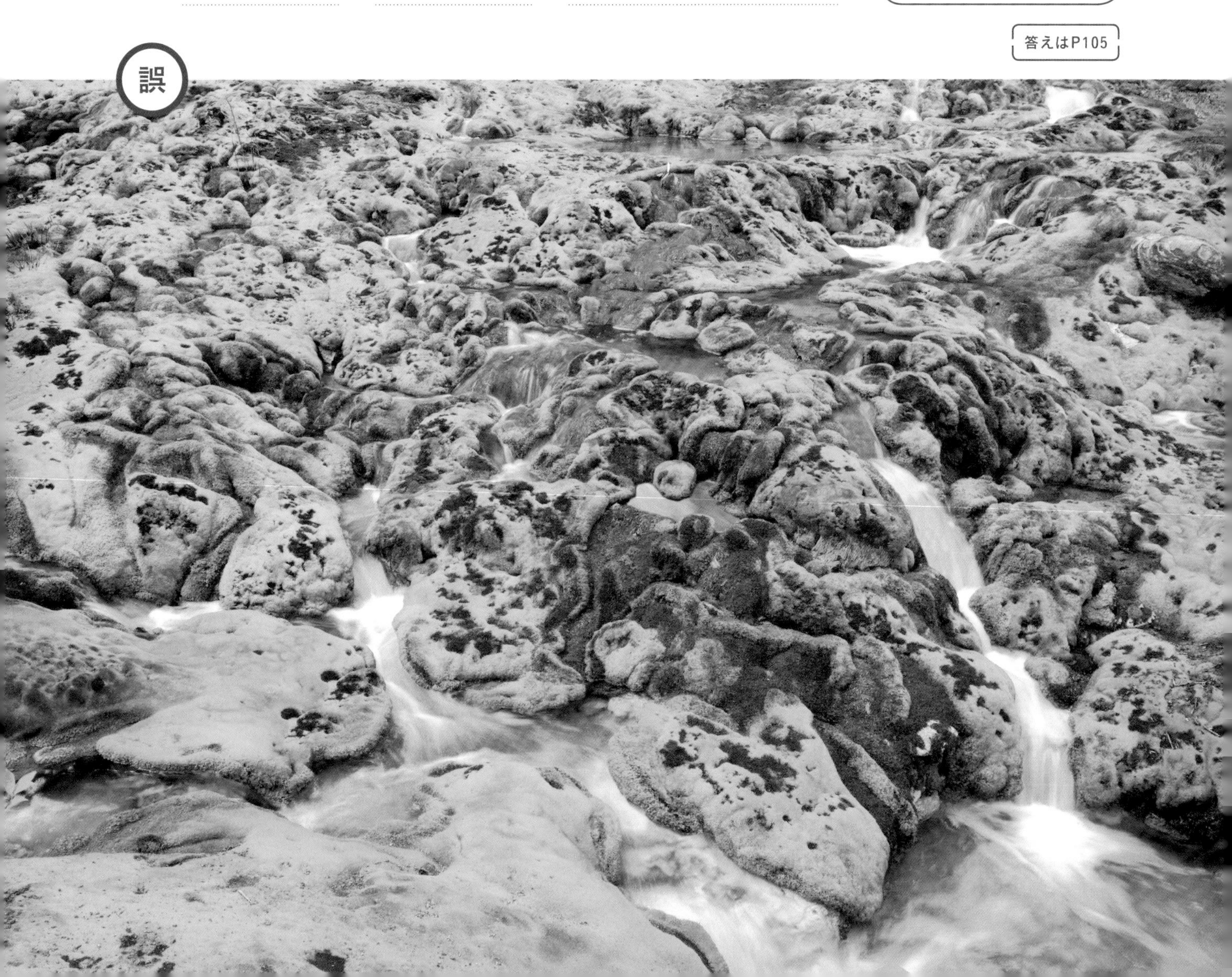

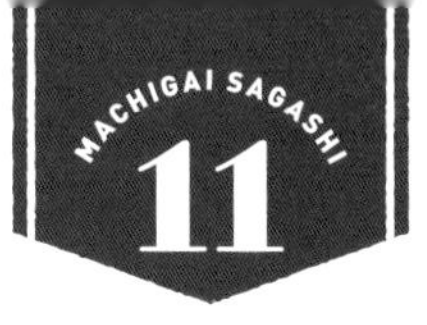

埼玉

SAITAMA

5つのまちがいを探しましょう

羊山公園 芝桜の丘（ひつじやまこうえん しばざくら の おか）

秩父市

秩父のシンボル・武甲山を望む地に、9種類40万株以上の芝桜が植樹されています。丘一面を覆い尽くす圧巻の花色絨毯に癒やされましょう。

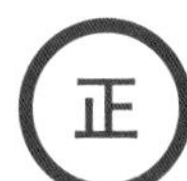

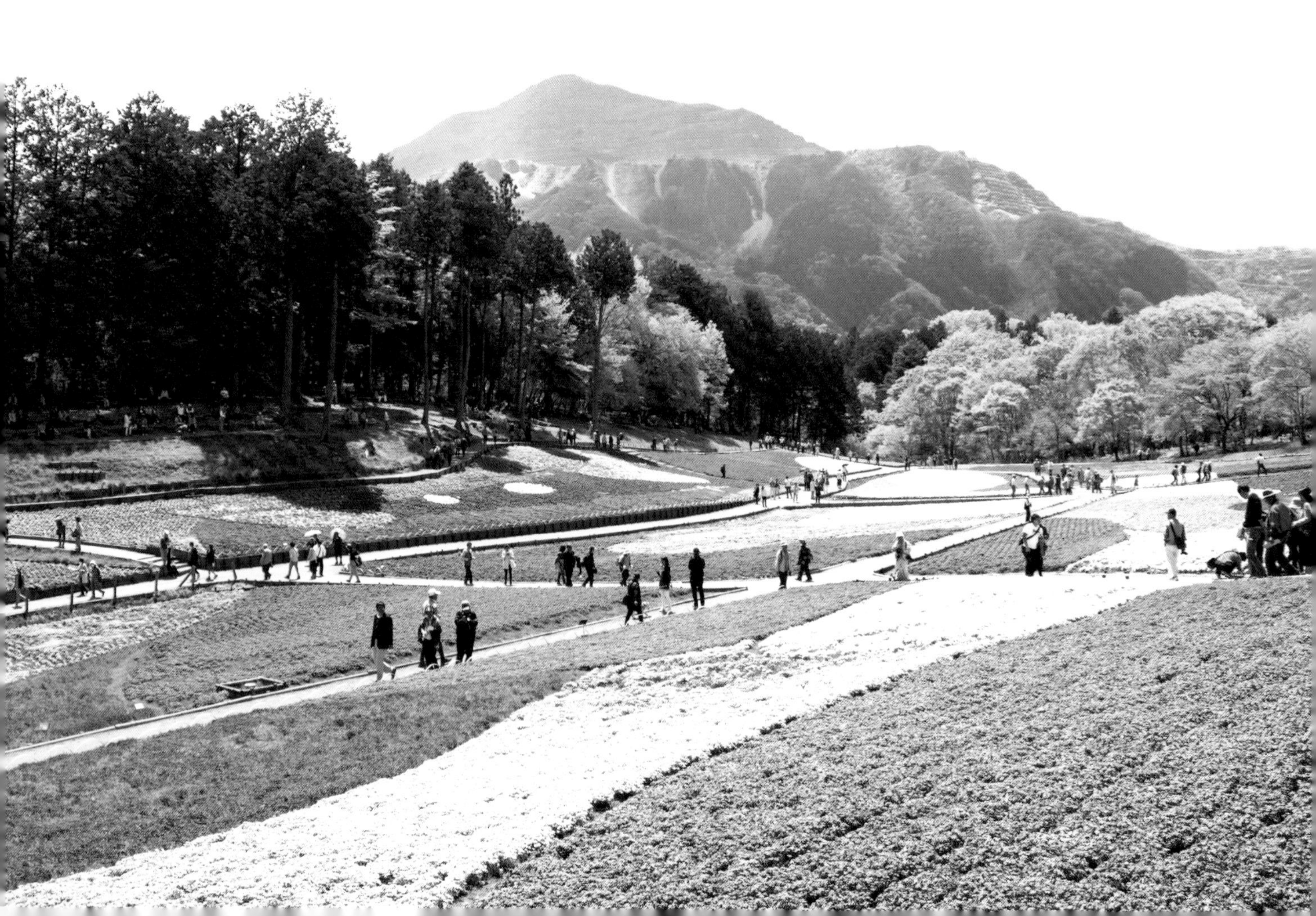

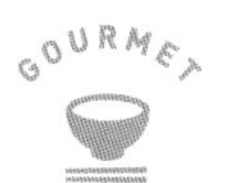

GOURMET
ご当地グルメ
- □ 草加せんべい
- □ ゼリーフライ
- □ 秩父そば

ONSEN
主な温泉地
- □ 秩父温泉
- □ 小鹿野温泉
- □ 嵐山渓谷温泉

TOURIST SPOT
主な絶景スポット
- □ 川越 蔵造りの町並み　川越市
- □ 三十槌の氷柱　秩父市
- □ 長瀞の岩畳　長瀞町

観光豆知識

東日本最大級の古墳群である埼玉古墳群や、江戸時代の面影が残り小江戸と呼ばれる川越が人気です。

答えはP105

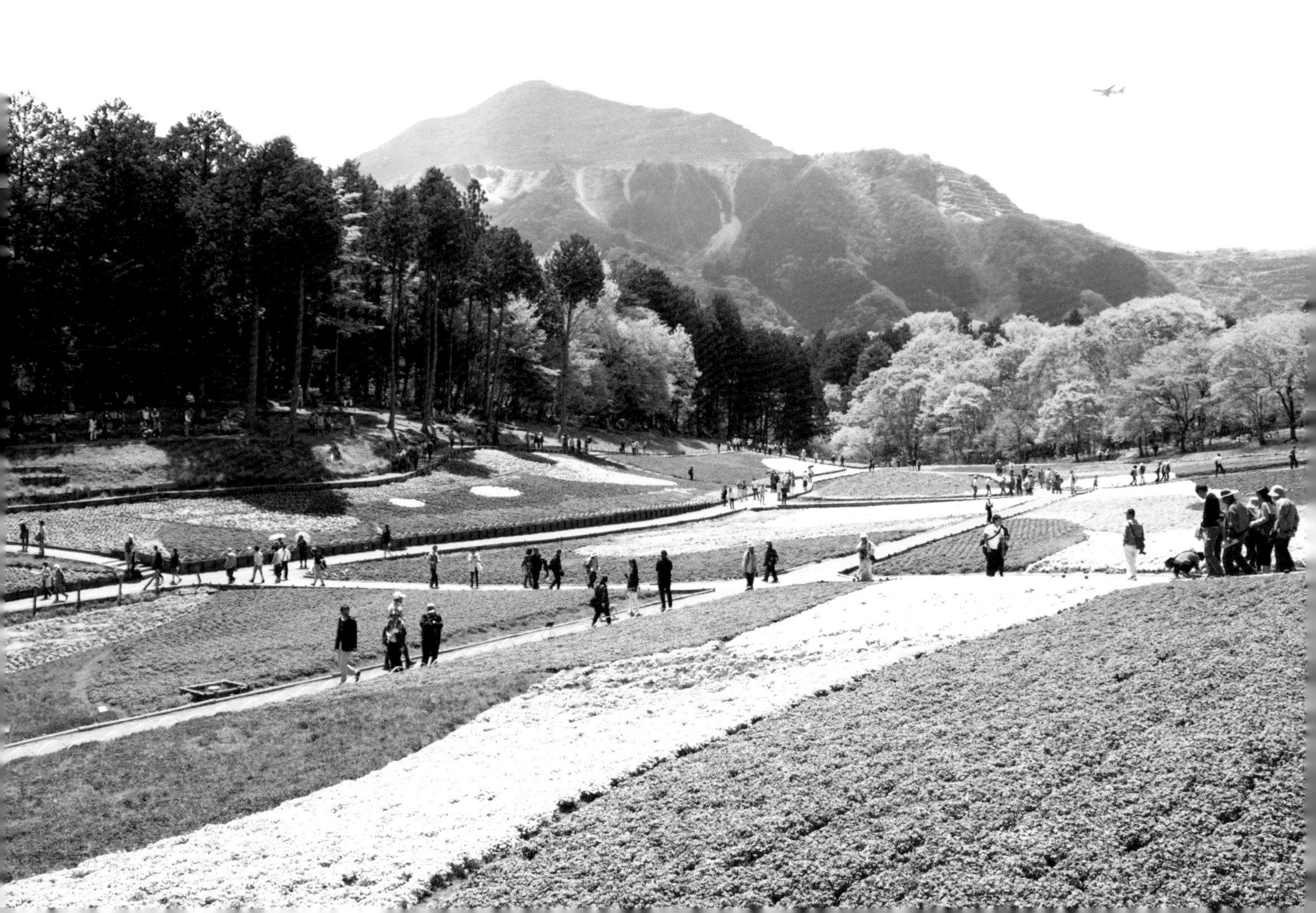

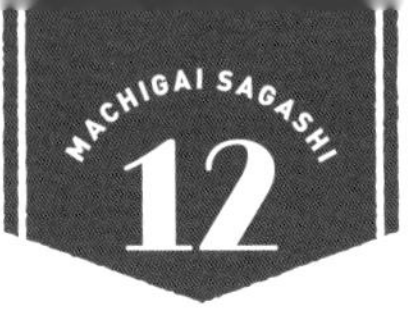

千葉

CHIBA

5つの まちがい を探しましょう

濃溝（のうみぞ）の滝（たき）

君津市

洞窟に差し込む光が水面に反射してハート型に見えることから、写真映えスポットして人気です。3月下旬頃と9月下旬頃の年に2回見られます。

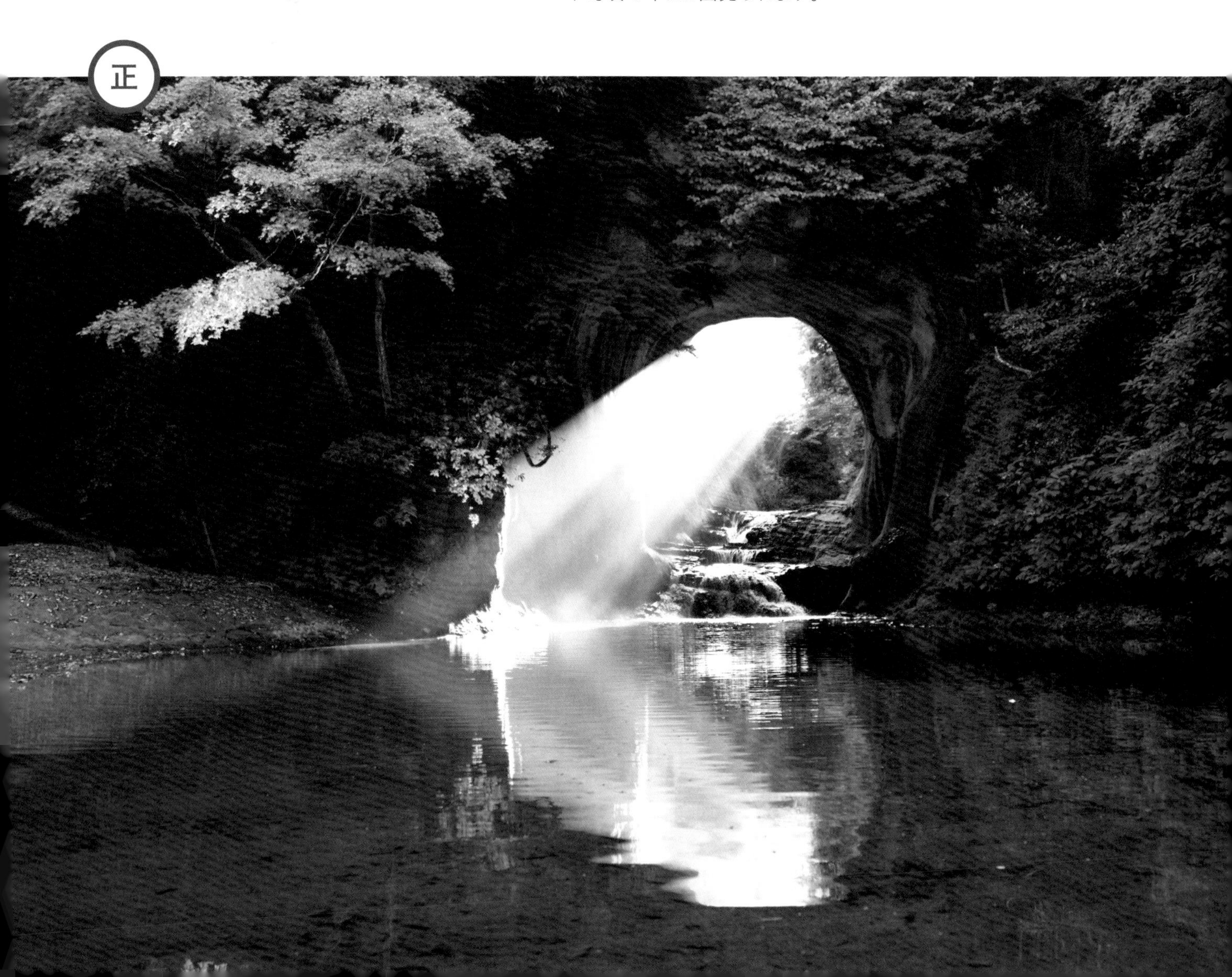

GOURMET

ご当地グルメ

- □ 勝浦タンタンメン
- □ 落花生
- □ なめろう

ONSEN

主な温泉地

- □ 鴨川温泉
- □ 養老温泉
- □ 館山温泉

TOURIST SPOT

主な絶景スポット

- □ 鋸山　鋸南町・富津市
- □ 大山千枚田　鴨川市
- □ 九十九里浜　旭市など

観光豆知識

落花生やしょうゆの生産量が第一位です。海抜500m以上の山がない日本で唯一の都道府県でもあります。

答えはP105

誤

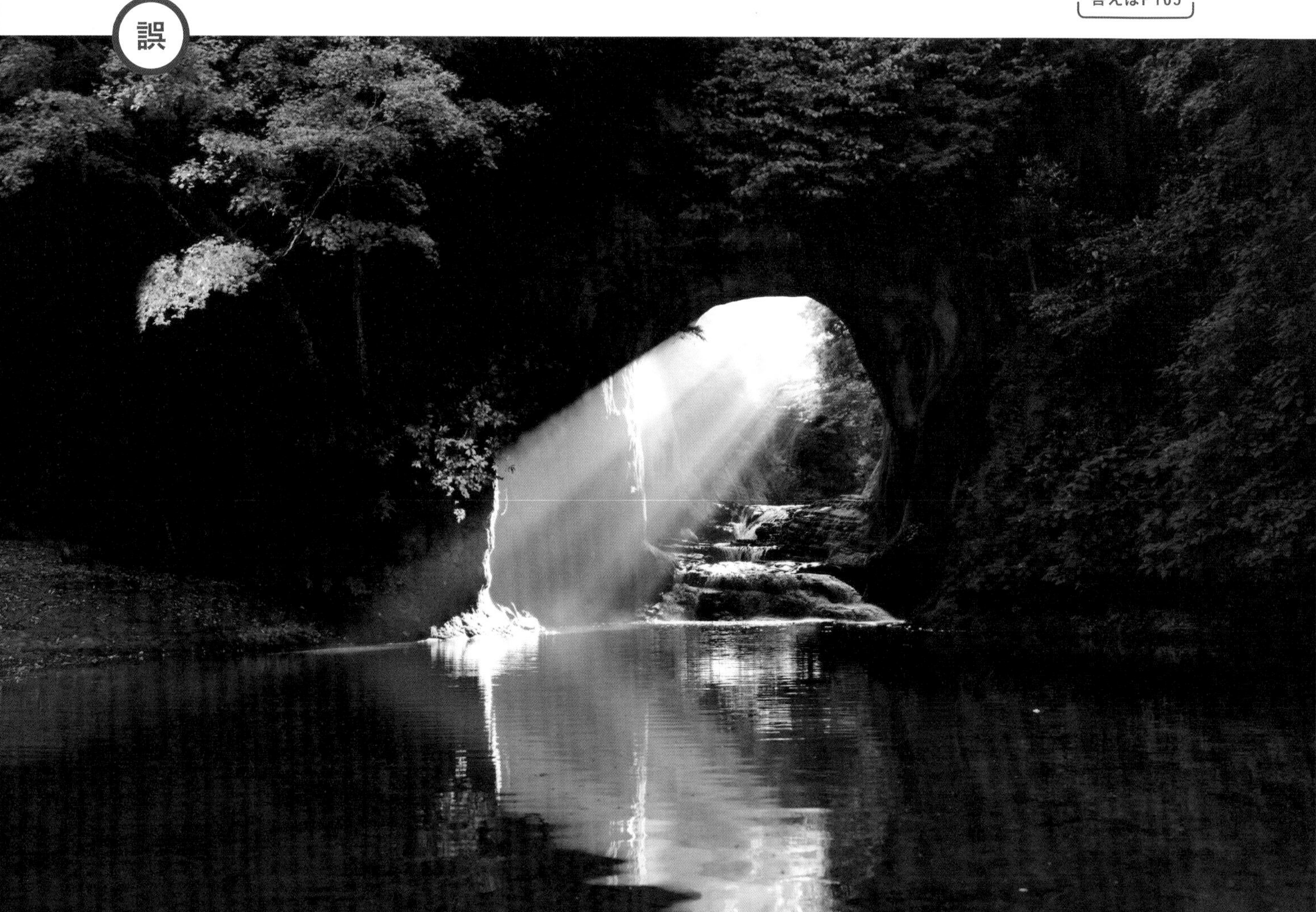

東京

TOKYO

5つのまちがいを探しましょう

東京の夜景

港区など

眠らない街、東京の煌びやかな夜景は息を呑むほどの美しさです。東京タワー、レインボーブリッジ以外にも、東京駅丸の内駅舎など夜景スポットは数多くあります。

正

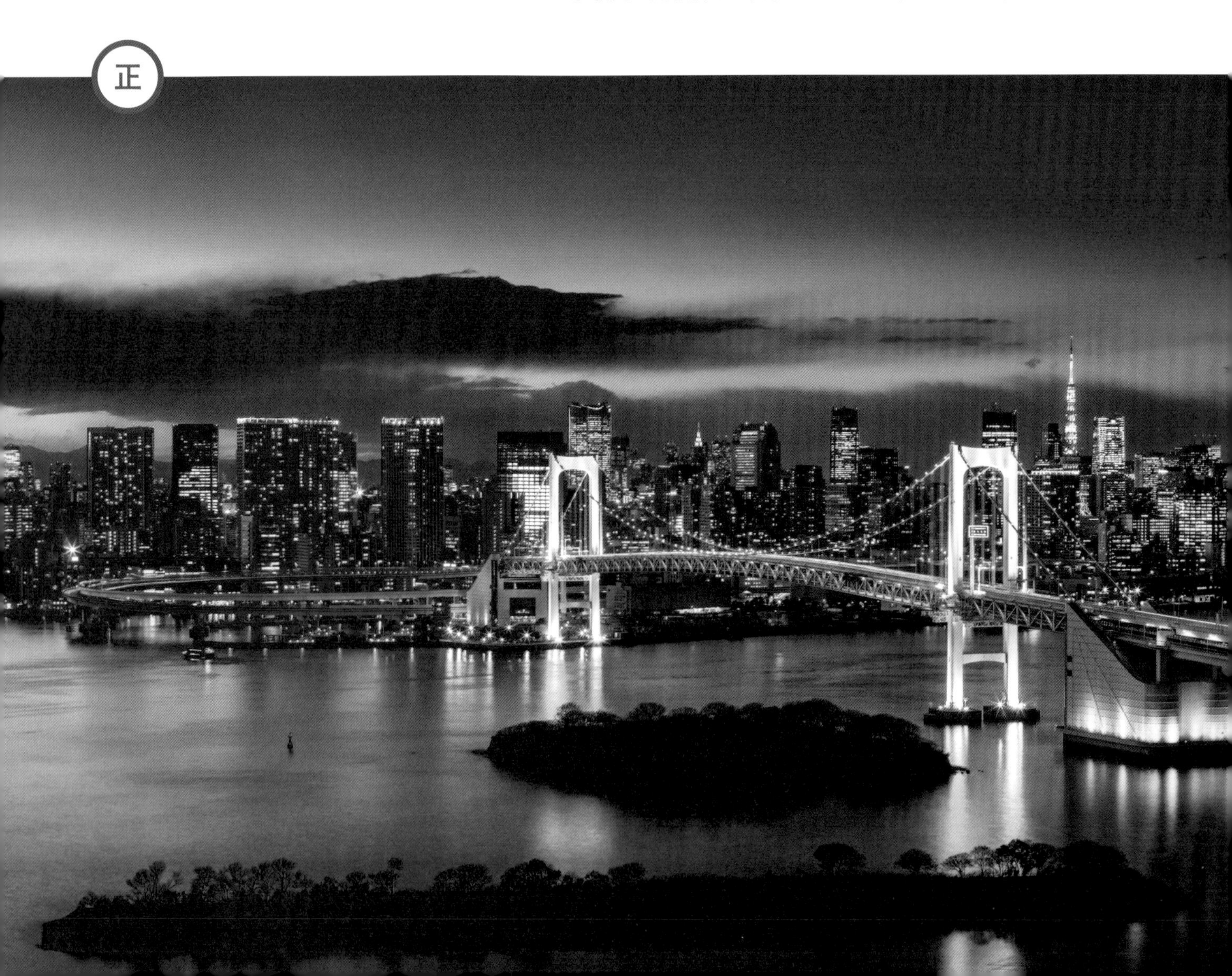

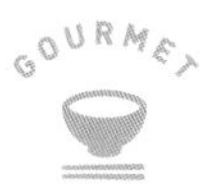

ご当地グルメ

- [ ] 月島もんじゃ
- [ ] 深川めし
- [ ] 江戸前寿司

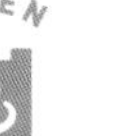

主な温泉地

- [ ] 深大寺温泉
- [ ] 京王高尾山温泉
- [ ] 村山温泉

主な絶景スポット

- [ ] 六義園　文京区
- [ ] 高尾山　八王子市
- [ ] 小笠原諸島　小笠原村

観光豆知識

小笠原諸島は世界自然遺産、上野の国立西洋美術館は「ル・コルビュジエの建築作品」で世界文化遺産に登録されています。

答えはP106

誤

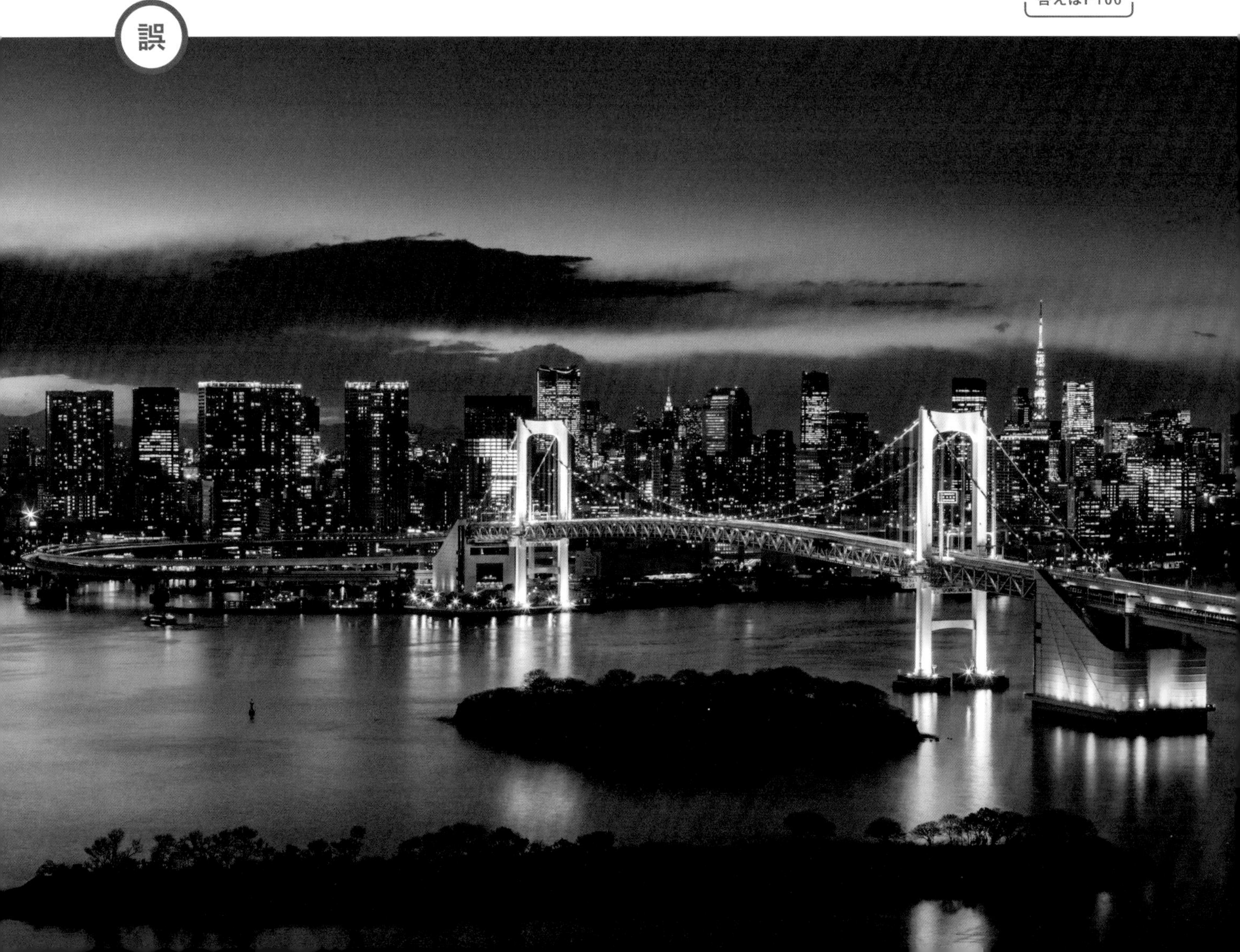

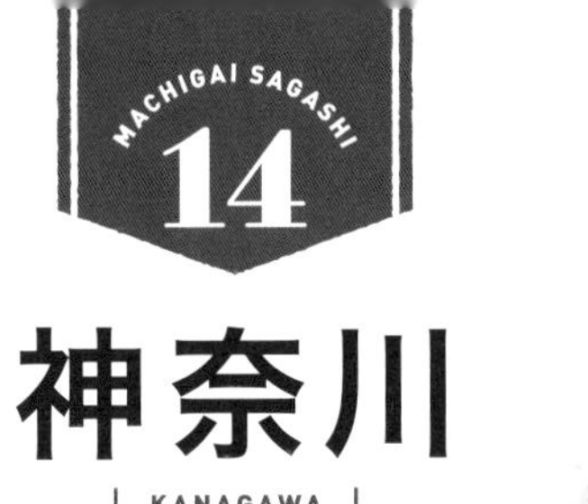

神奈川

KANAGAWA

5つのまちがいを探しましょう

芦ノ湖(あしのこ)・富士山(ふじさん)　箱根町

山の稜線から見え隠れする富士山と、神秘的な美しい芦ノ湖が見事な調和をみせます。箱根海賊船や遊覧船での優雅な水上探検もおすすめです。

正

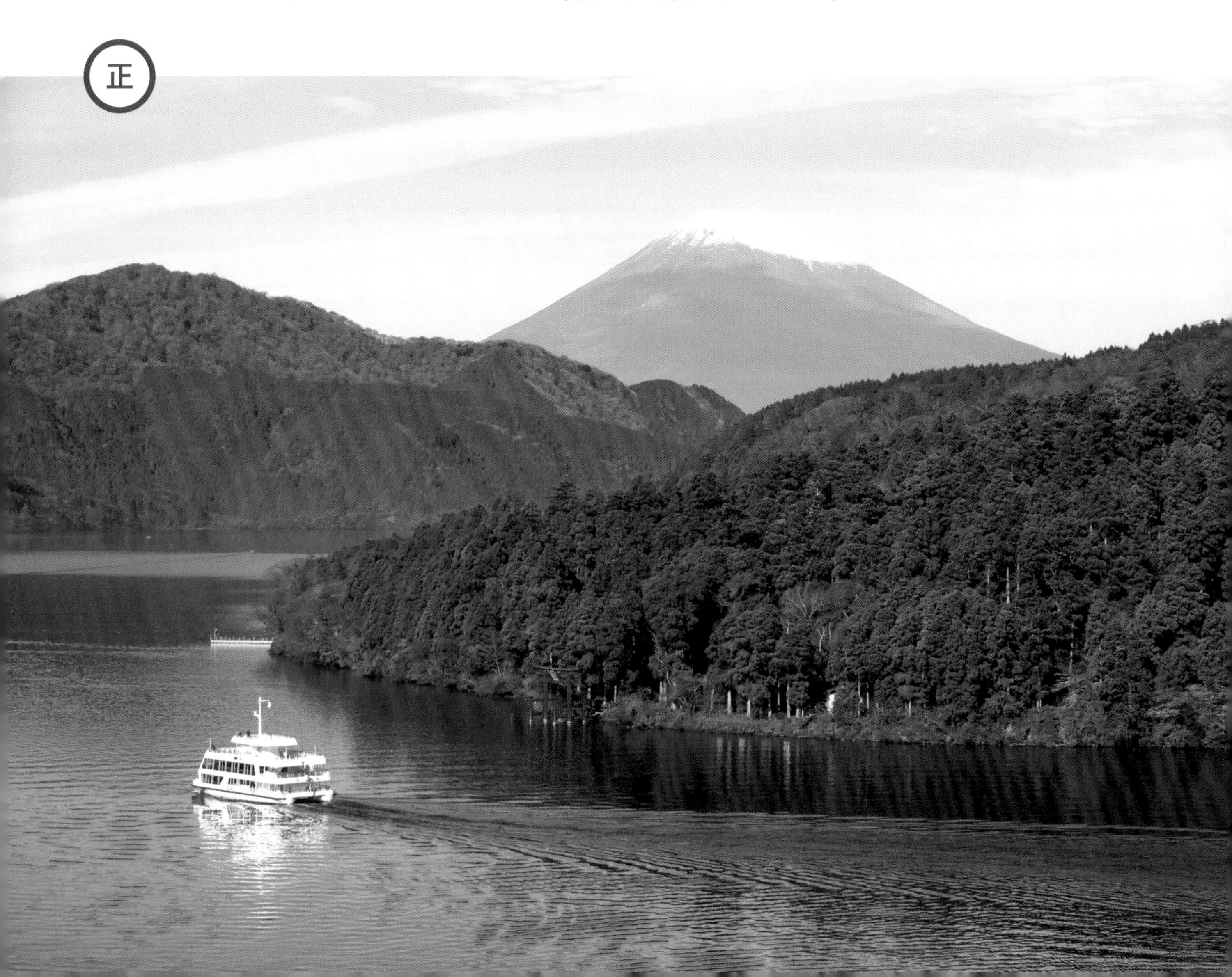

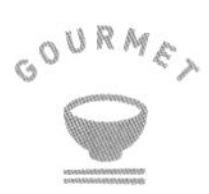

ご当地グルメ

- □ 生しらす丼
- □ よこすか海軍カレー
- □ 小田原かまぼこ

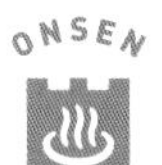

主な温泉地

- □ 箱根湯本温泉
- □ 強羅温泉
- □ 湯河原温泉

TOURIST SPOT

主な絶景スポット

- □ 川崎の工場夜景 川崎市
- □ 明月院のアジサイ 鎌倉市
- □ 大涌谷 箱根町

観光豆知識

横浜中華街や、湘南を代表する景勝地である江の島が人気です。芦ノ湖は約3000年以上前の神山の爆発によって生まれました。

答えはP106

誤

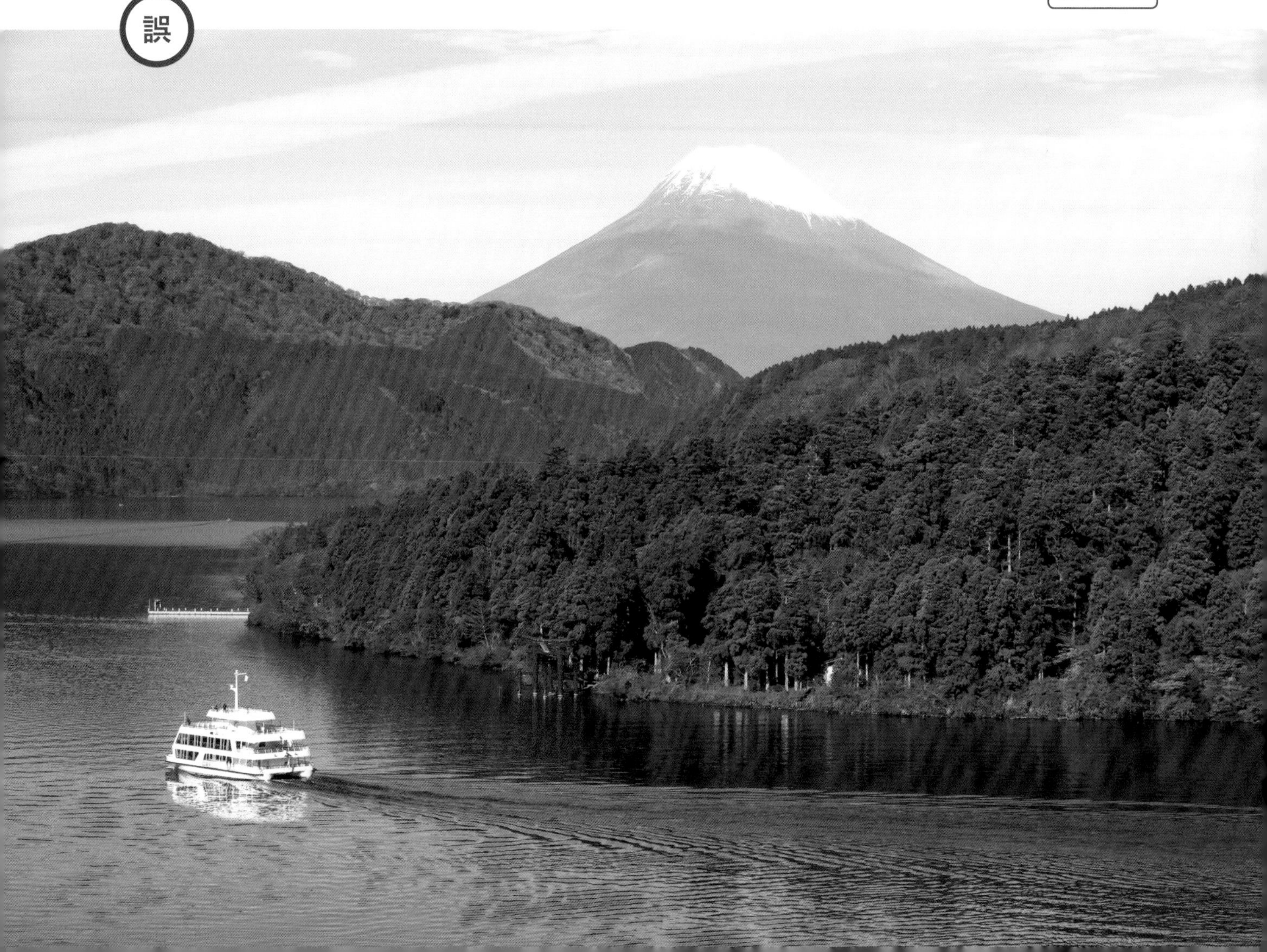

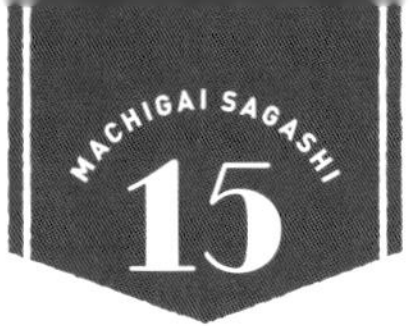

新潟

NIIGATA

5つのまちがいを探しましょう

星峠（ほしとうげ）の棚田（たなだ）　十日町市

大小さまざまな棚田が魚の鱗のように広がっています。朝・昼・夜と異なる表情を見せて、また四季によっても違った魅力を醸し出します。

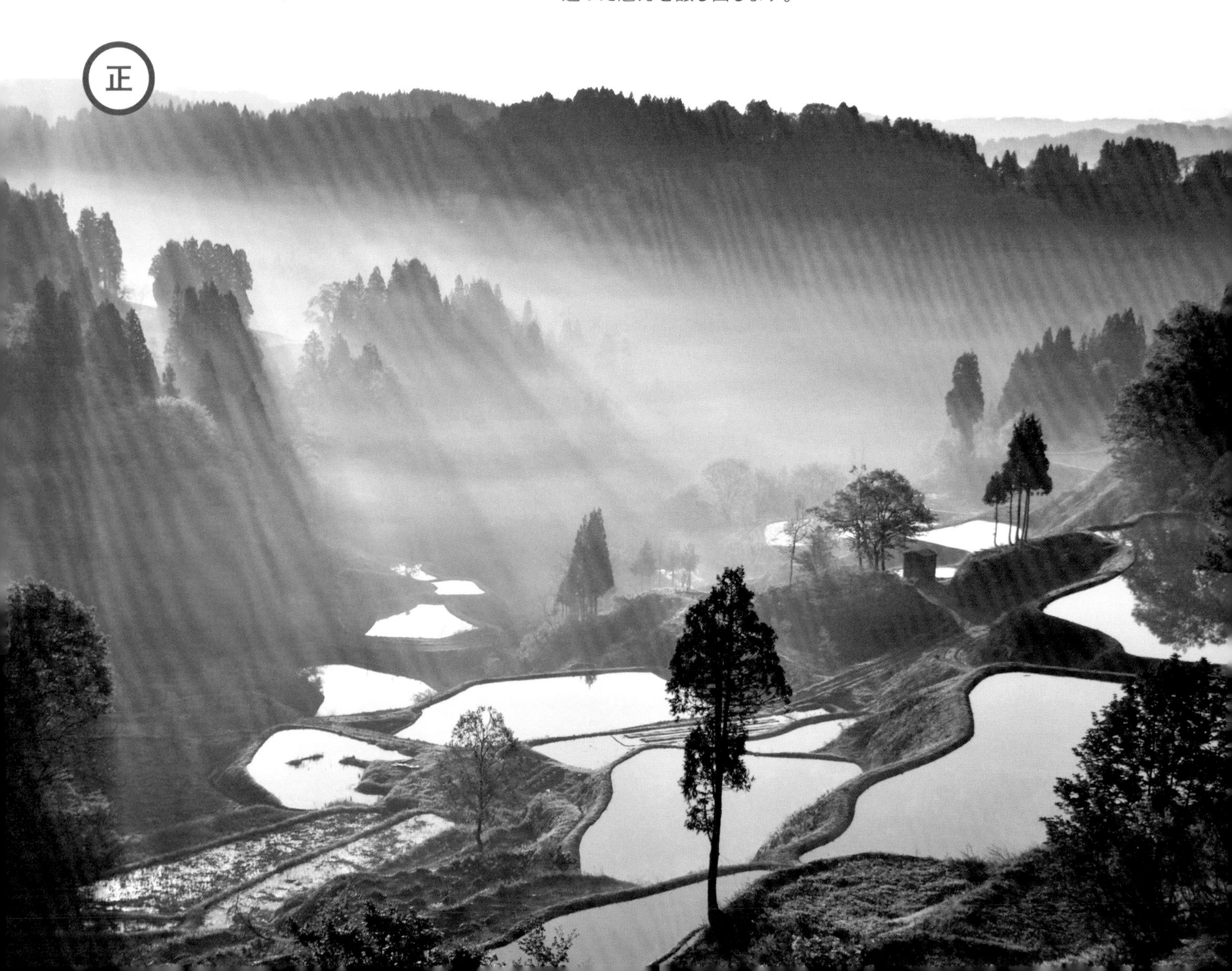

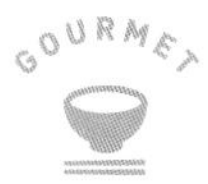

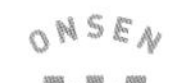

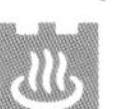

TOURIST SPOT

ご当地グルメ	主な温泉地	主な絶景スポット	
□ へぎそば	□ 瀬波温泉	□ 清津峡	十日町市
□ 栃尾の油揚げ	□ 越後湯沢温泉	□ 長岡まつりの花火	長岡市
□ 笹だんご	□ 月岡温泉	□ 美人林	十日町市

観光豆知識

日本三大花火の一つである長岡まつりの花火は必見です。片貝まつりでは日本一の大きさである4尺玉が打ち上がります。

答えはP106

誤

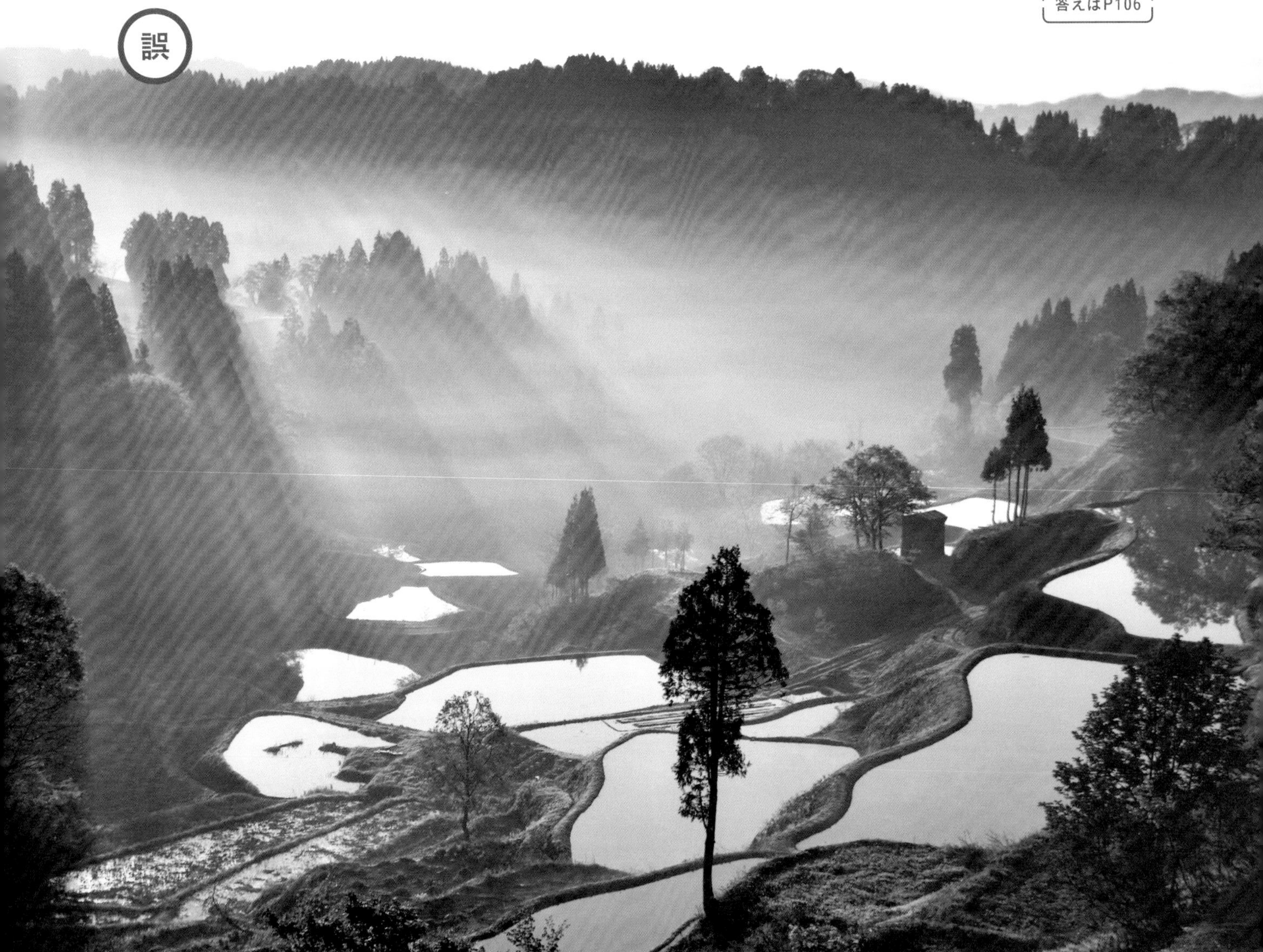

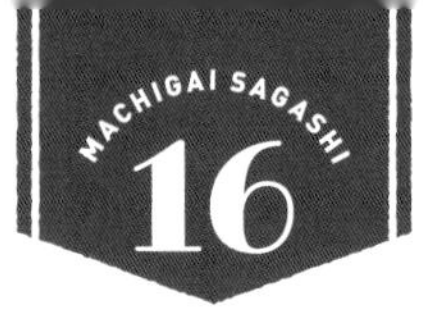

富山

TOYAMA

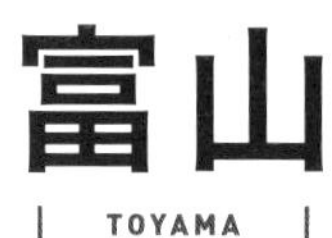

5つの まちがい を探しましょう

みくりが池(いけ)

立山町

立山の山々に囲まれた水深約15m、周囲約630mの火口湖です。真っ青な湖面に立山連峰が映り込み、神秘的な光景が見られます。

正

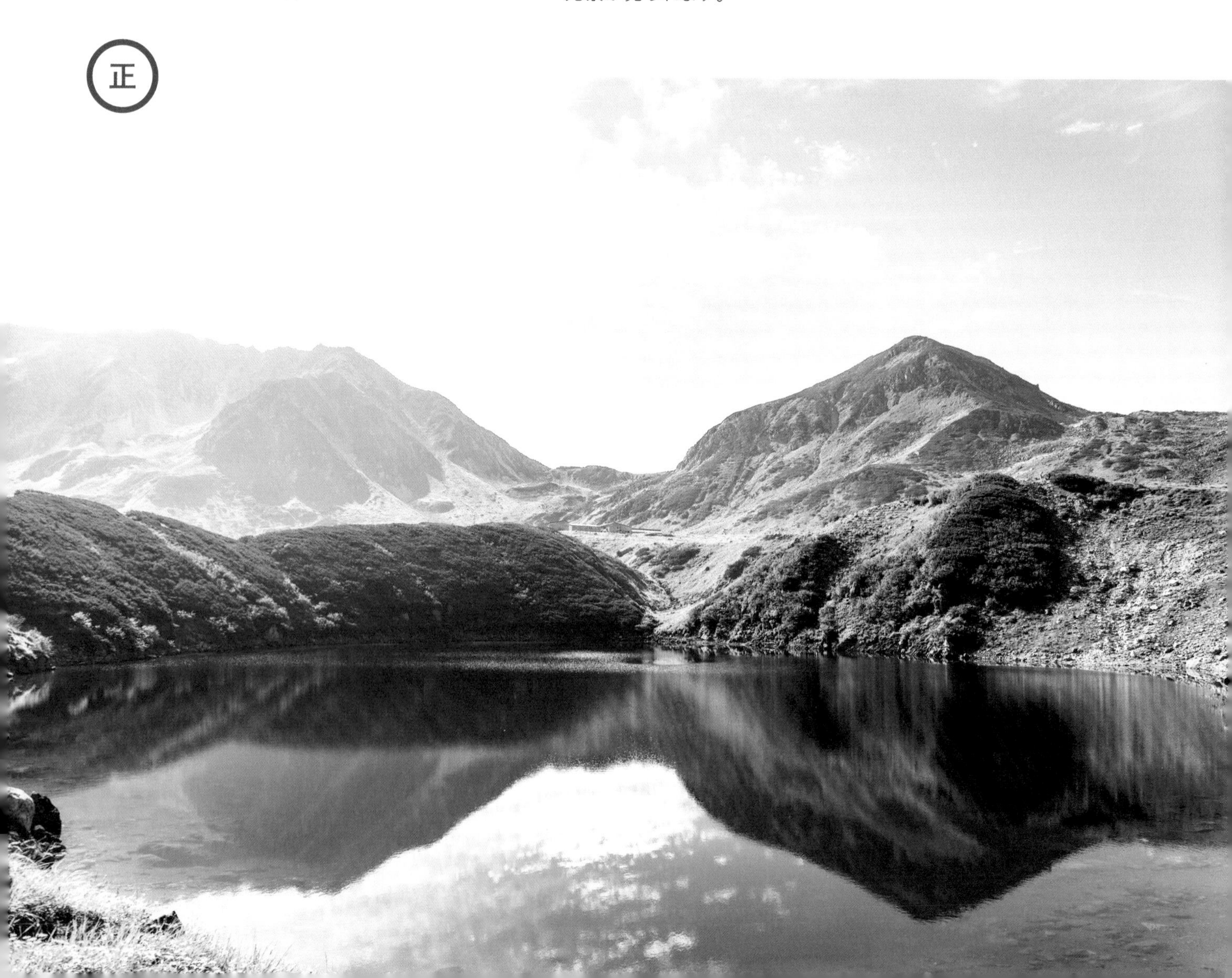

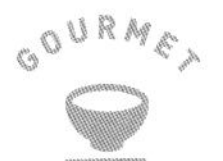

ご当地グルメ	主な温泉地	主な絶景スポット	
□ 富山ブラックラーメン	□ 宇奈月温泉	□ 雷鳥沢	立山町
□ ますずし	□ 氷見温泉郷	□ 雨晴海岸	高岡市
□ 氷見うどん	□ 庄川温泉郷	□ 黒部ダム	立山町

観光豆知識

3000m級の立山連峰や、雨晴海岸など山海の名所が多い県です。チューリップの球根生産量は第一位で、富山県の県花でもあります。

答えはP106

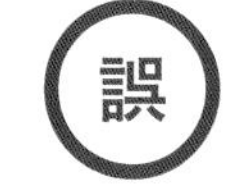

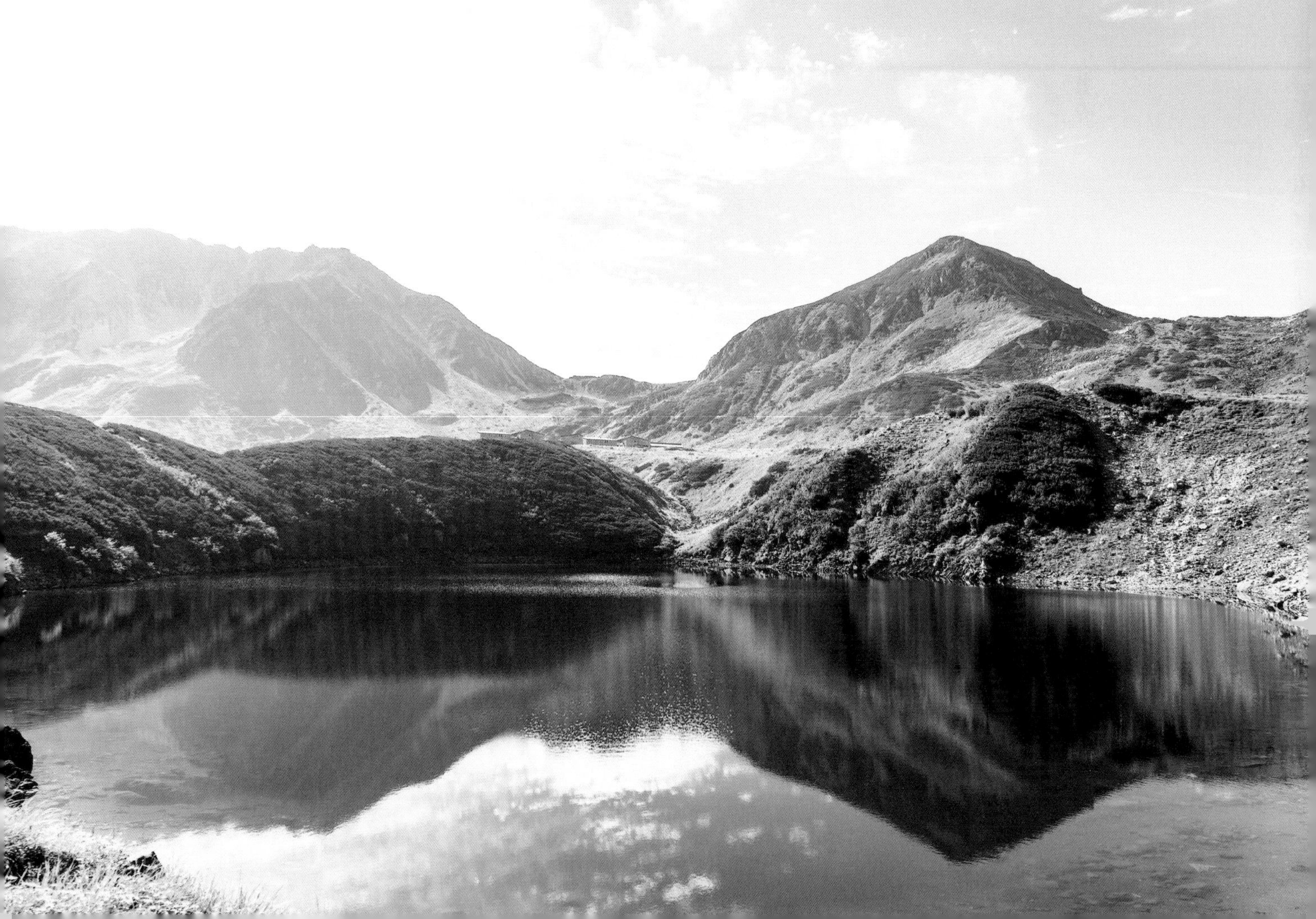

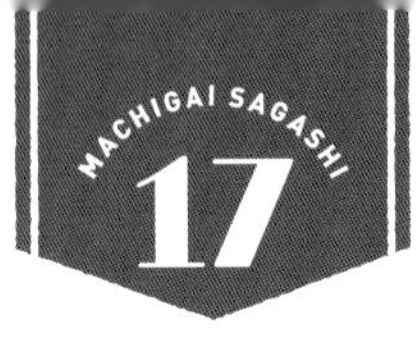

石川

ISHIKAWA

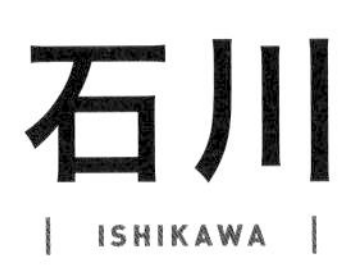

5つの まちがい を探しましょう

白米千枚田（しろよねせんまいだ）

輪島市

海に面した斜面に1000枚ほどの大小の田が広がります。世界農業遺産「能登の里山里海」の代表的な棚田で、冬に行われるライトアップもきれいです。

正

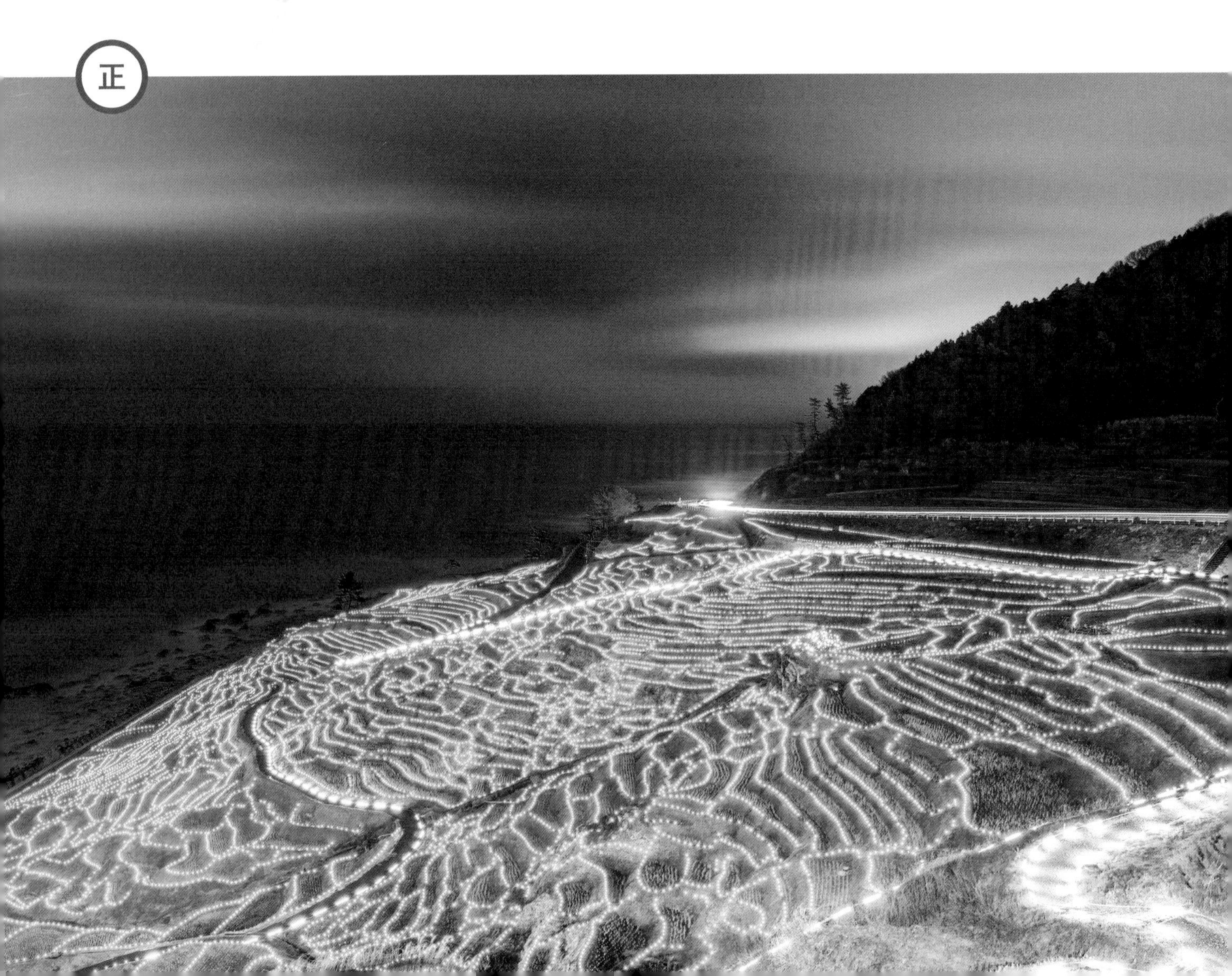

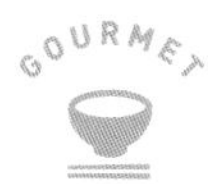

ご当地グルメ

- □ 金沢おでん
- □ 治部煮
- □ のどぐろ料理

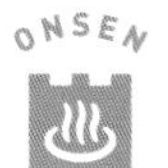

主な温泉地

- □ 山中温泉
- □ 和倉温泉
- □ 片山津温泉

TOURIST SPOT

主な絶景スポット

- □ 珠洲岬 珠洲市
- □ 兼六園 金沢市
- □ 能登金剛 志賀町

観光豆知識

九谷焼や加賀友禅、輪島塗などの伝統工芸品が多彩で、日本三名園の一つ、兼六園を有するなど、歴史を感じられるスポットも魅力です。

答えはP106

誤

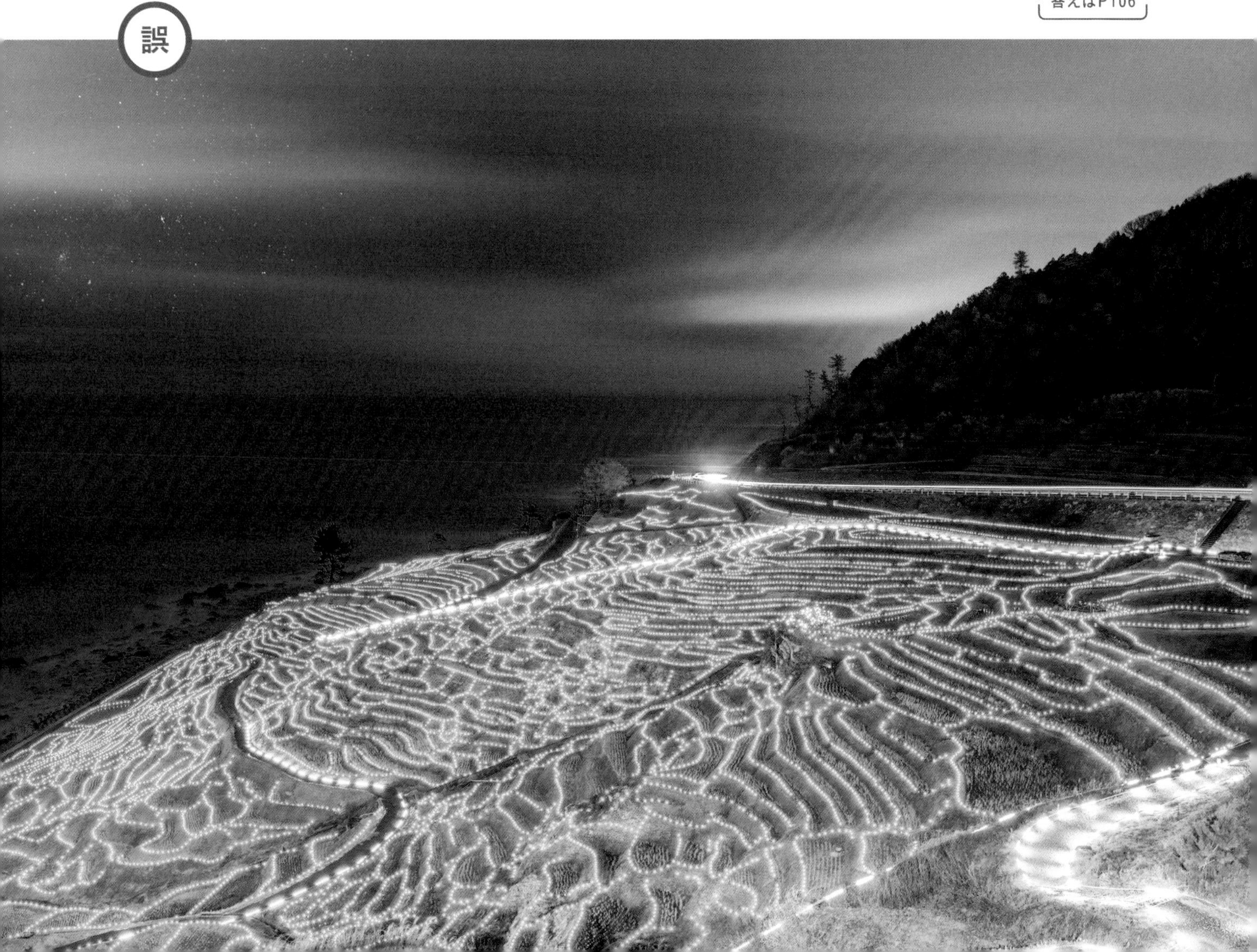

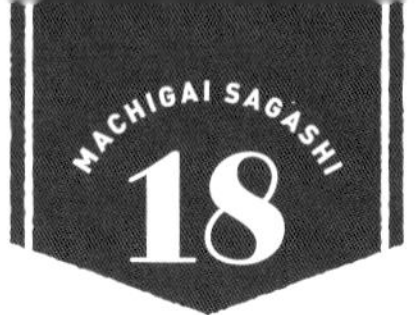

福井

FUKUI

5つのまちがいを探しましょう

とうじんぼう
東尋坊

坂井市

世界でも三カ所しかない輝石安山岩が柱のような状態で、約1kmにわたって続く奇勝地。荒々しい日本海が作り出した迫力満点の絶景です。

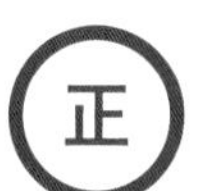

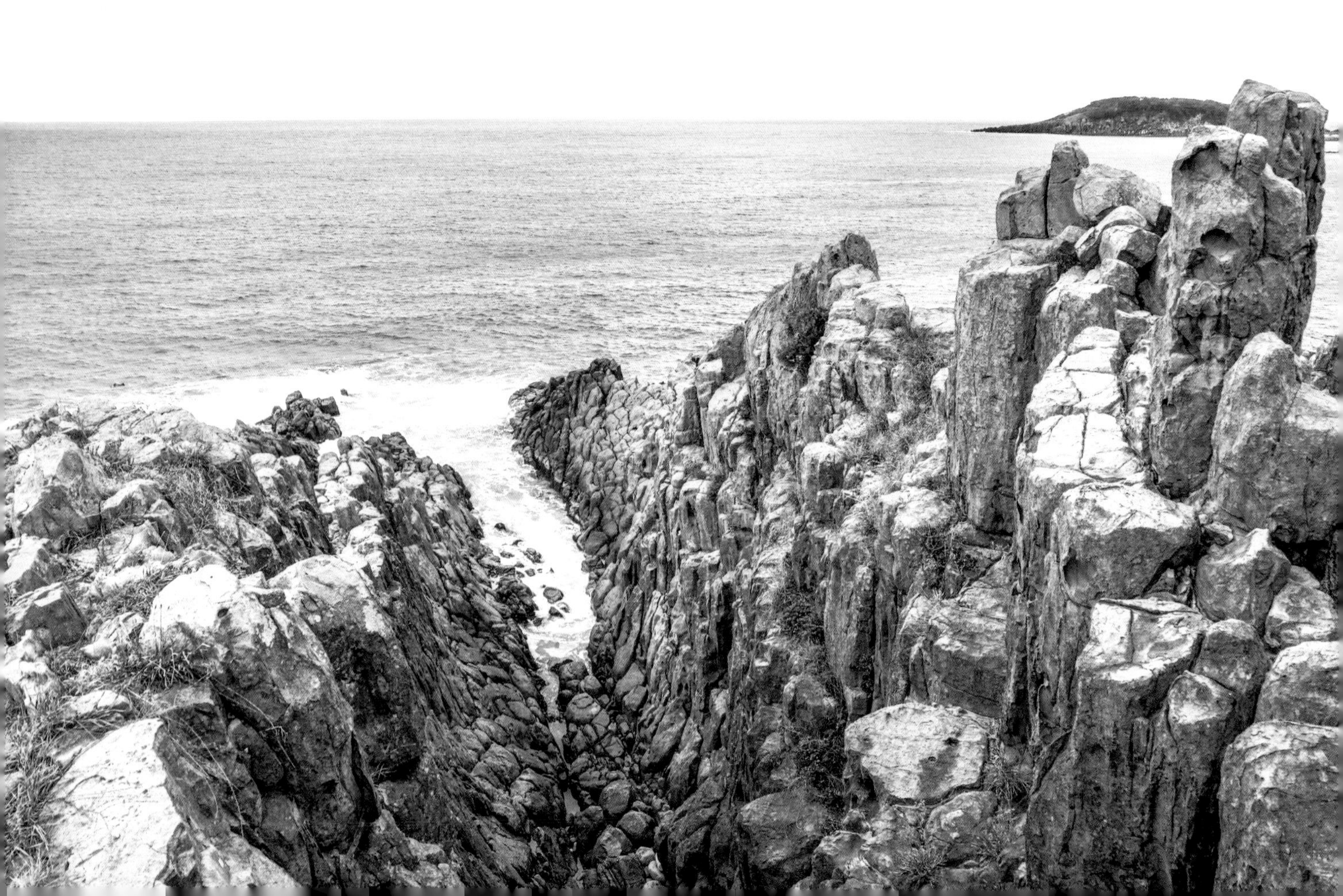

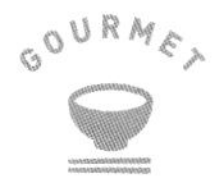

ご当地グルメ

- [ ] 越前がに
- [ ] ソースカツ丼
- [ ] 越前おろしそば

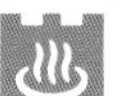

主な温泉地

- [ ] あわら温泉
- [ ] 三国温泉
- [ ] 九頭竜温泉

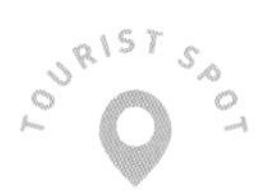

主な絶景スポット

- [ ] 九頭竜湖　大野市
- [ ] 水島　敦賀市
- [ ] 越前海岸　越前町など

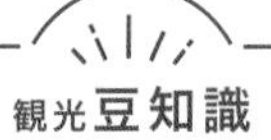

観光豆知識

めがね産業が盛んで、国内の90％以上のめがねフレームを生産しています。勝山市にある福井県立恐竜博物館は人気のスポットです。

答えはP106

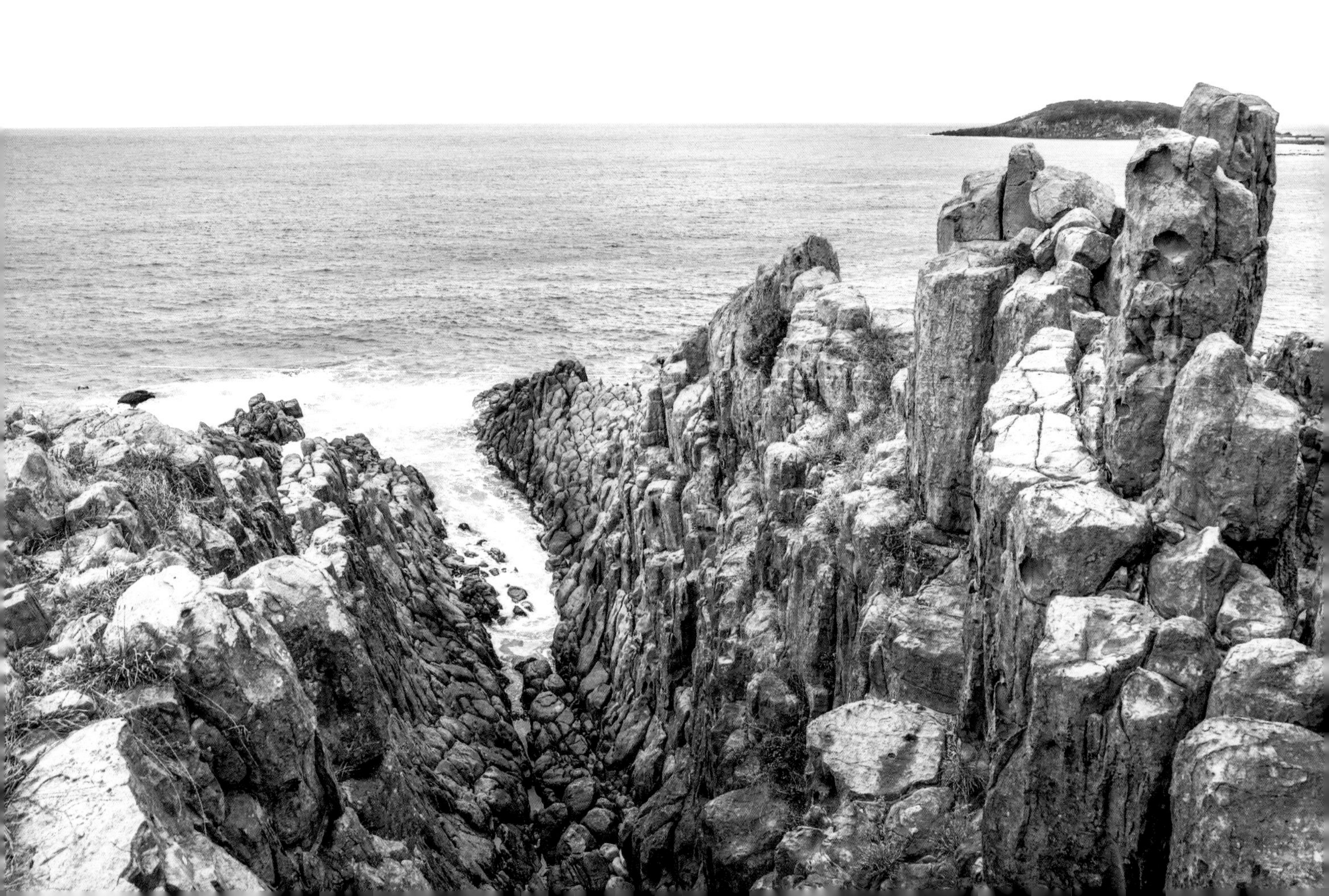

山梨

YAMANASHI

5つのまちがいを探しましょう

富士山（ふじさん）

目の前に広がる湖畔と鮮やかな桜、そして富士山が織りなす絶景です。見る場所によって無数の表情を見せる富士山絶景を楽しみましょう。

正

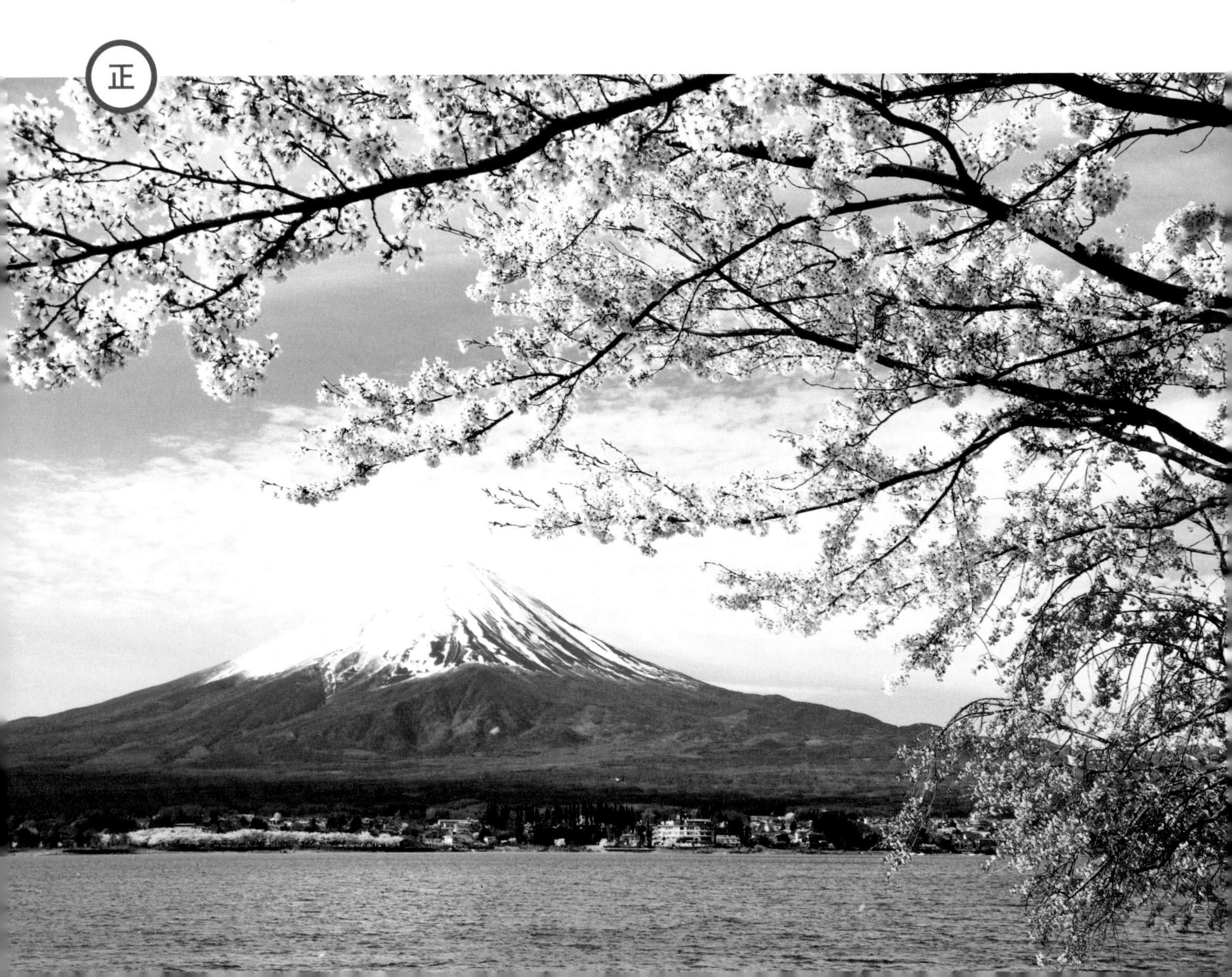

GOURMET

ご当地グルメ

- [ ] ほうとう
- [ ] 吉田のうどん
- [ ] 甲州ワイン

ONSEN

主な温泉地

- [ ] 石和温泉
- [ ] 下部温泉
- [ ] 富士河口湖温泉郷

TOURIST SPOT

主な絶景スポット

- [ ] 山中湖　山中湖村
- [ ] 忍野八海　忍野村
- [ ] 昇仙峡　甲府市

観光豆知識

ぶどうとももの生産量が第一位など、フルーツ栽培が盛んです。富士五湖ではさまざまなレジャーが楽しめます。

答えはP107

誤

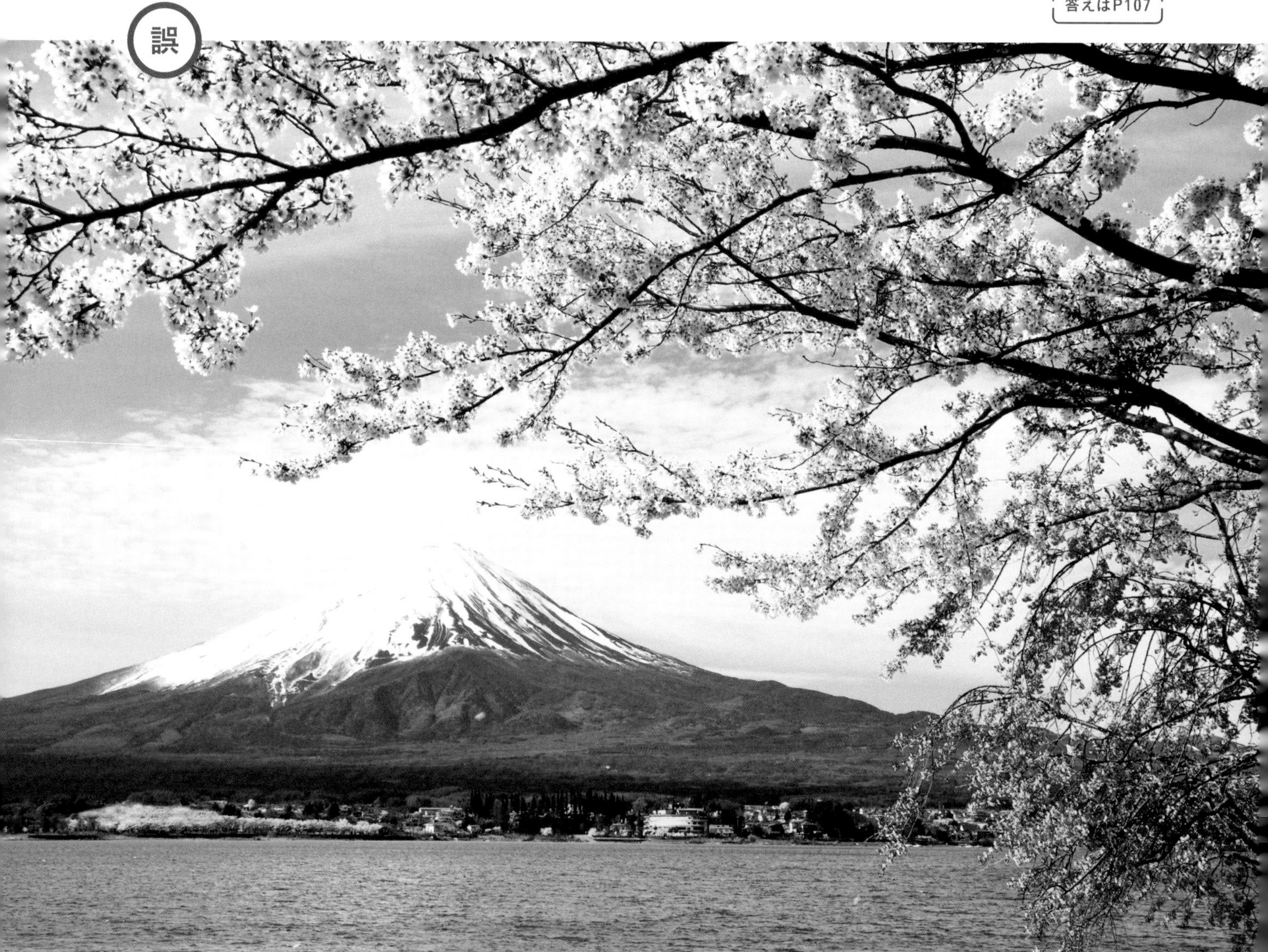

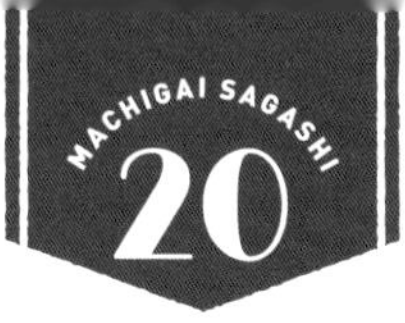

長野

NAGANO

5つのまちがいを探しましょう

涸沢（からさわ）カール　松本市

氷河によって刻まれた岩肌が特徴の日本有数のカール地形（氷河圏谷）です。紅葉シーズンにはカラフルなテントも点在して、その彩りを更に深めます。

正

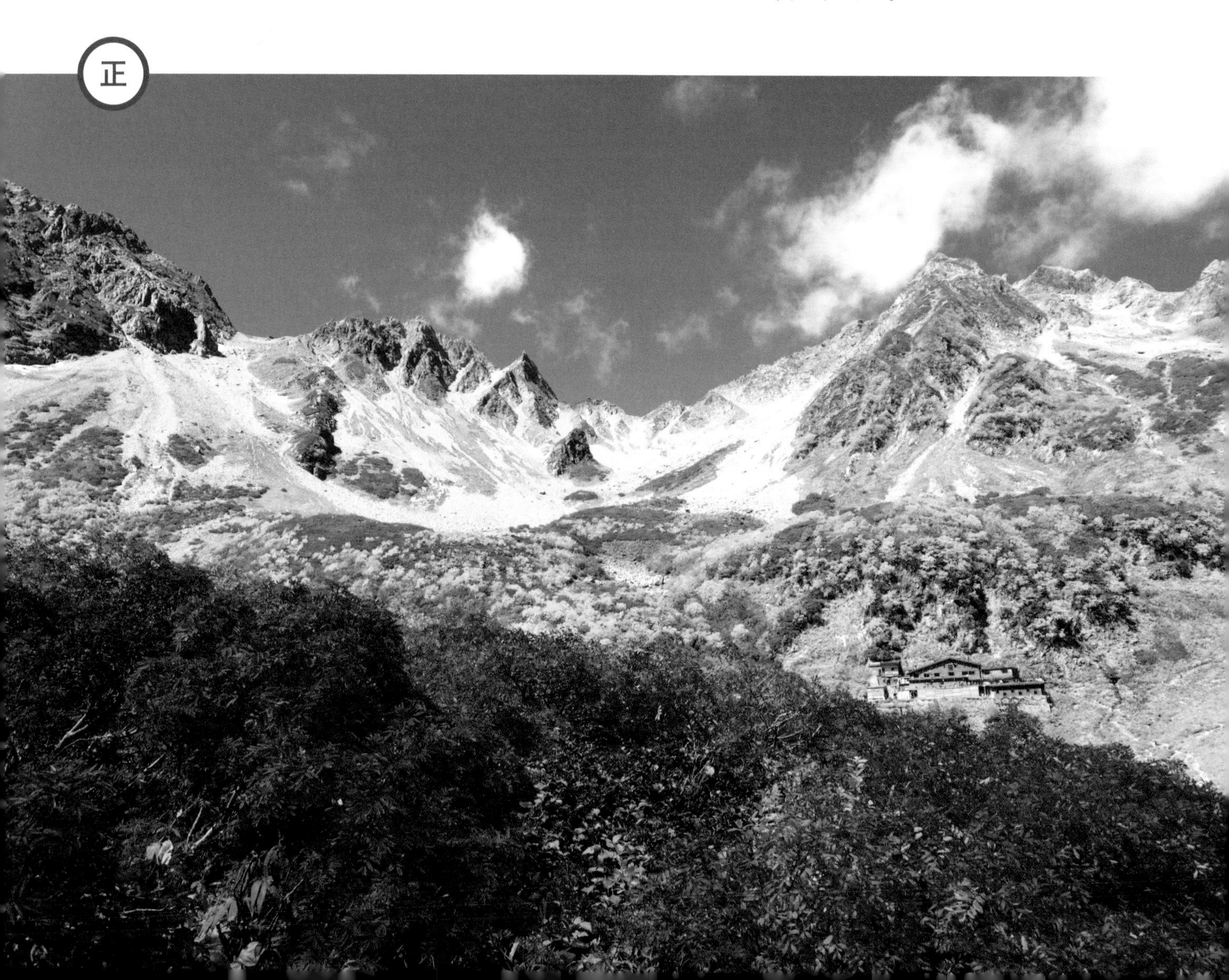

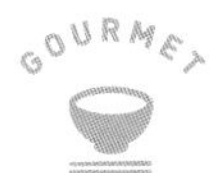

GOURMET

ご当地グルメ

- □ 信州そば
- □ 野沢菜
- □ そばがき

ONSEN

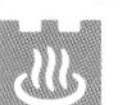

主な温泉地

- □ 野沢温泉
- □ 上諏訪温泉
- □ 白骨温泉

TOURIST SPOT

主な絶景スポット

- □ 上高地 松本市
- □ 千畳敷カール 駒ヶ根市など
- □ 阿智村の星空 阿智村

観光豆知識

最も多くの県と隣り合う県です。松本市にある黒い外観が映える松本城は、国宝に指定されています。

答えはP107

誤

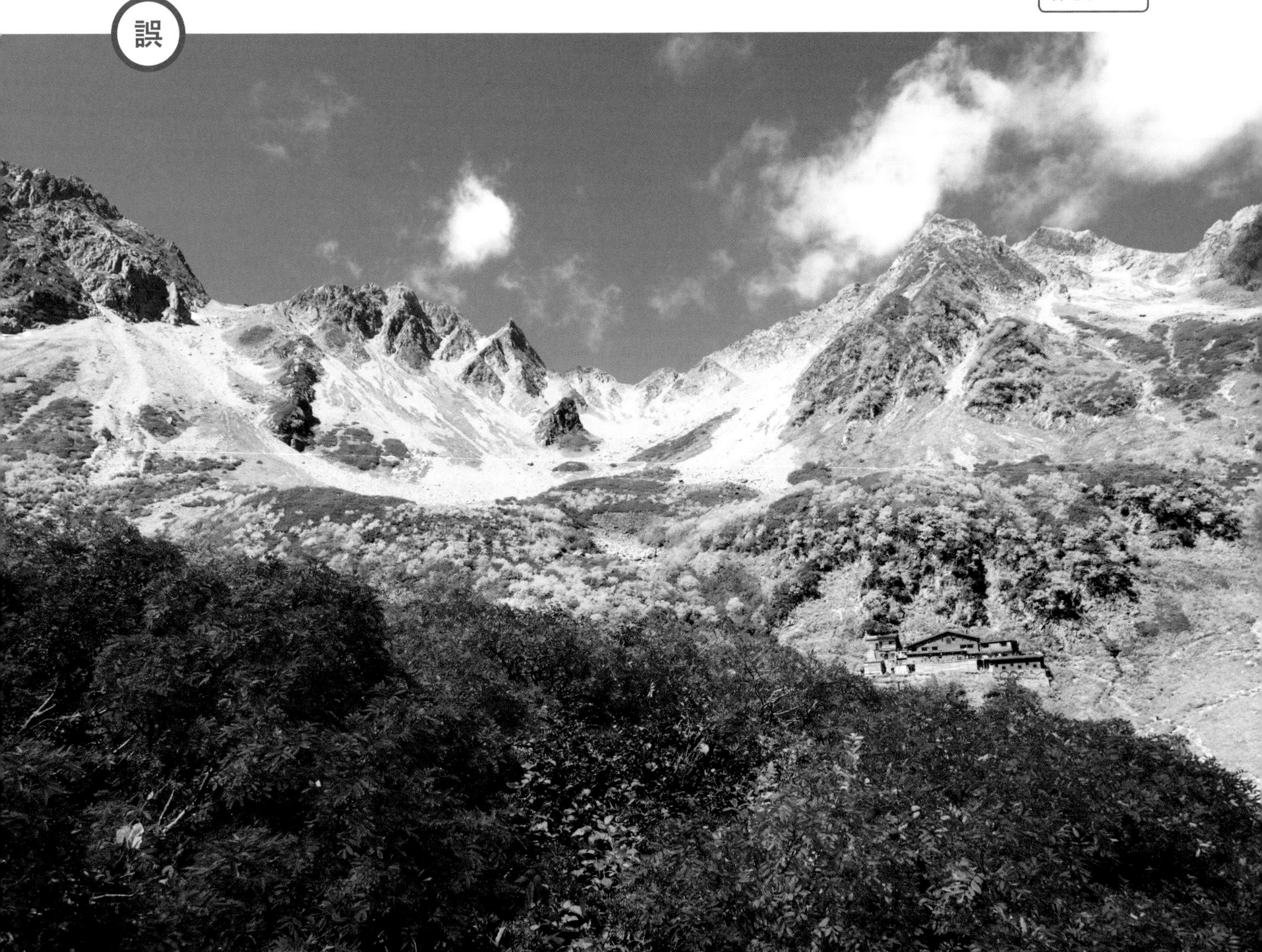

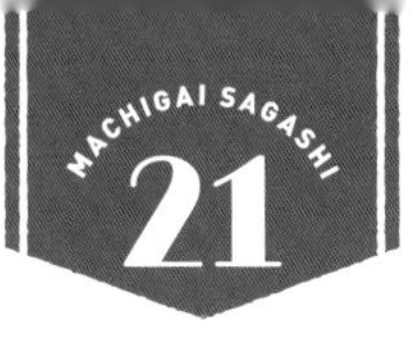

岐阜

GIFU

5つのまちがいを探しましょう

白川郷（しらかわごう）

白川村など

大きな茅葺き屋根が特徴の合掌造りの家屋が立ち並びます。世界文化遺産にも登録されていて、日本の原風景として外国人にも人気の名所です。

正

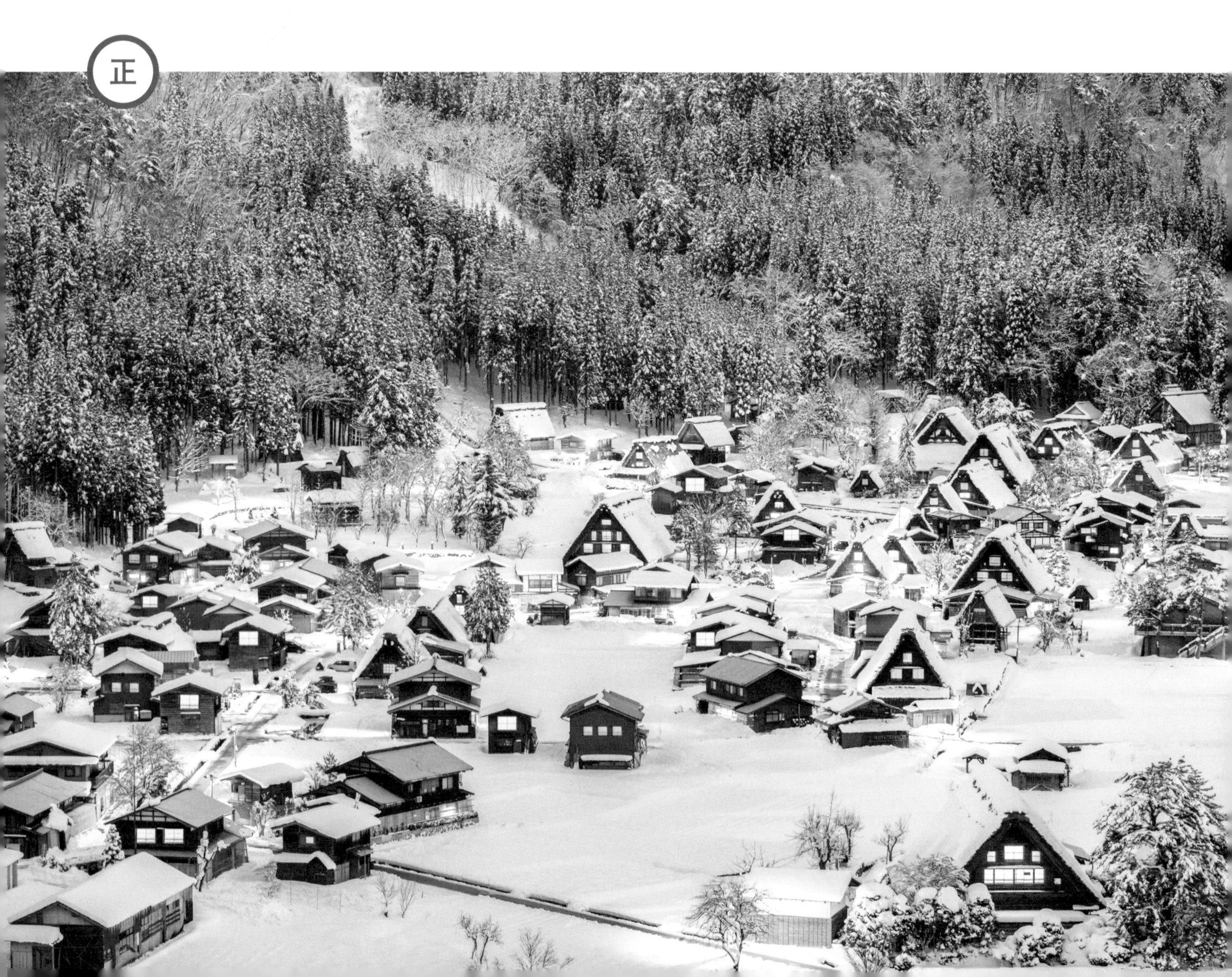

GOURMET

ご当地グルメ

- [ ] 飛騨牛
- [ ] 朴葉味噌
- [ ] 高山ラーメン

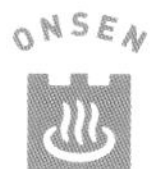

ONSEN

主な温泉地

- [ ] 下呂温泉
- [ ] 奥飛騨温泉郷
- [ ] 飛騨高山温泉

TOURIST SPOT

主な絶景スポット

- [ ] 名もなき池　関市
- [ ] 天空の茶畑　揖斐川町
- [ ] 乗鞍スカイライン　高山市

観光豆知識

県土の約8割を森林が占めるほど、豊かな自然であふれる県です。飛騨高山、郡上八幡など江戸時代の面影を残す町並みも人気です。

答えはP107

誤

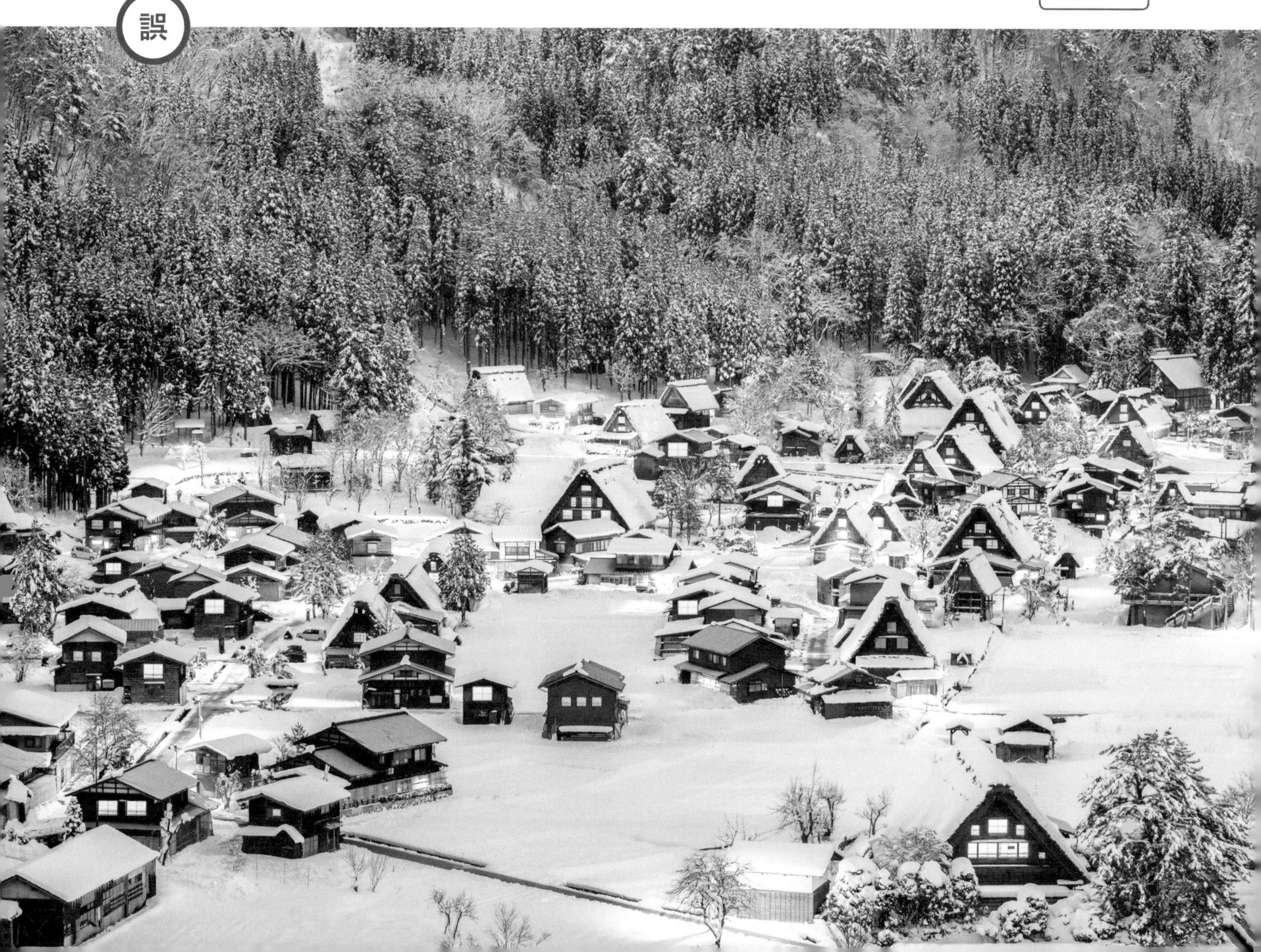

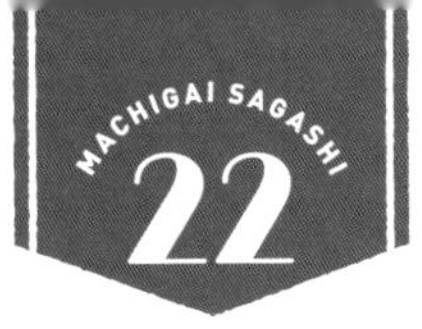

静岡

SHIZUOKA

5つの まちがい を探しましょう

寸又峡 夢のつり橋

川根本町

寸又川をせき止めて造られた大間ダムに架かる全長約90m、高さ約8mの吊り橋。エメラルドグリーンやコバルトブルーに輝く水面が幻想的です。

正

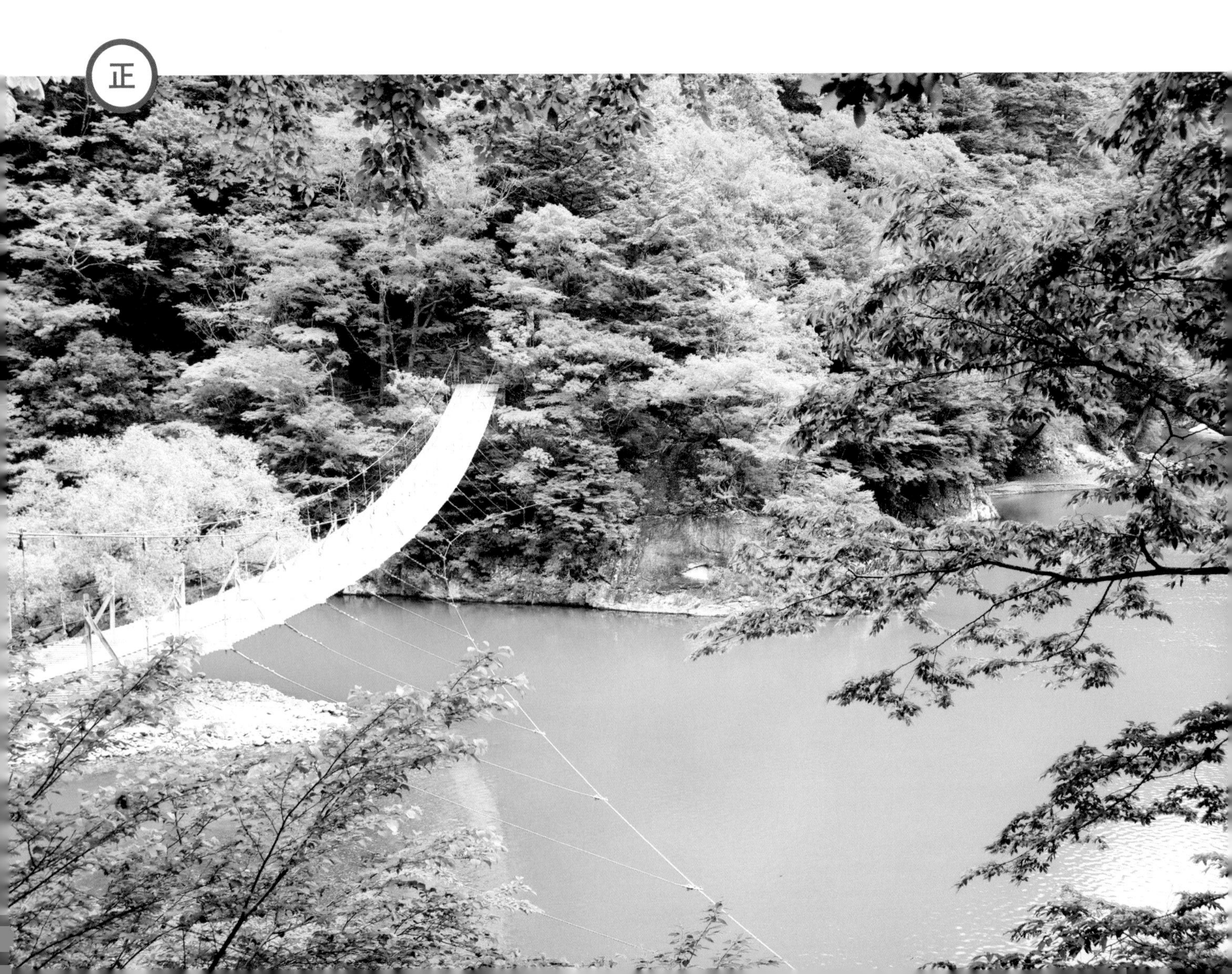

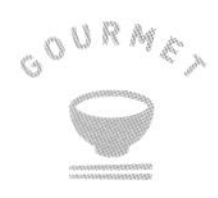

ご当地グルメ

- □ うなぎ料理
- □ 富士宮やきそば
- □ 浜松餃子

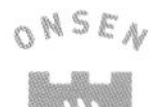

主な温泉地

- □ 熱海温泉
- □ 伊東温泉
- □ 修善寺温泉

TOURIST SPOT

主な絶景スポット

- □ 今宮の茶畑 富士市
- □ 奥大井レインボーブリッジ 川根本町
- □ 三保の松原 静岡市

観光豆知識

かつおやまぐろの漁獲量が日本一で、お茶やピアノの生産も第一位と、多彩な顔を持つ県。浜名湖ではうなぎの養殖が盛んです。

答えはP107

誤

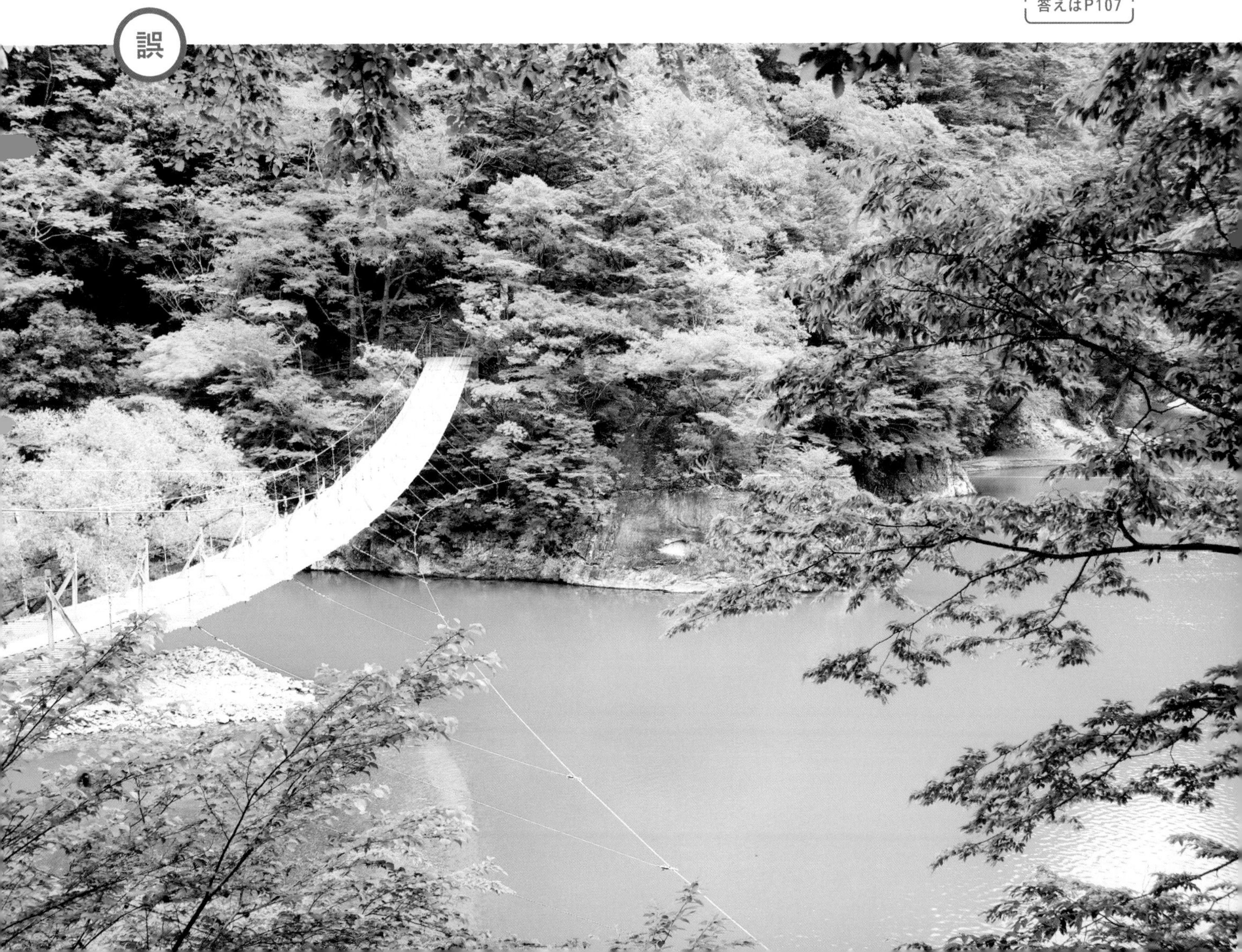

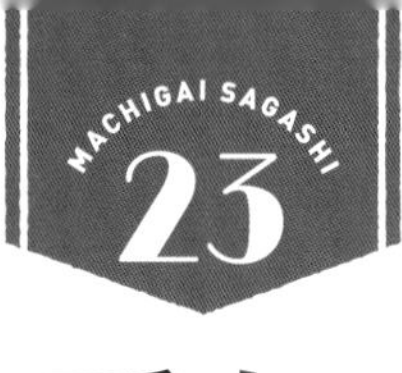

愛知

AICHI

5つのまちがいを探しましょう

香嵐渓（こうらんけい）　豊田市

約4000本ものモミジが鮮やかに紅葉する姿は圧巻です。夜にはライトアップもされ、東海随一の紅葉スポットとして人気を博しています。

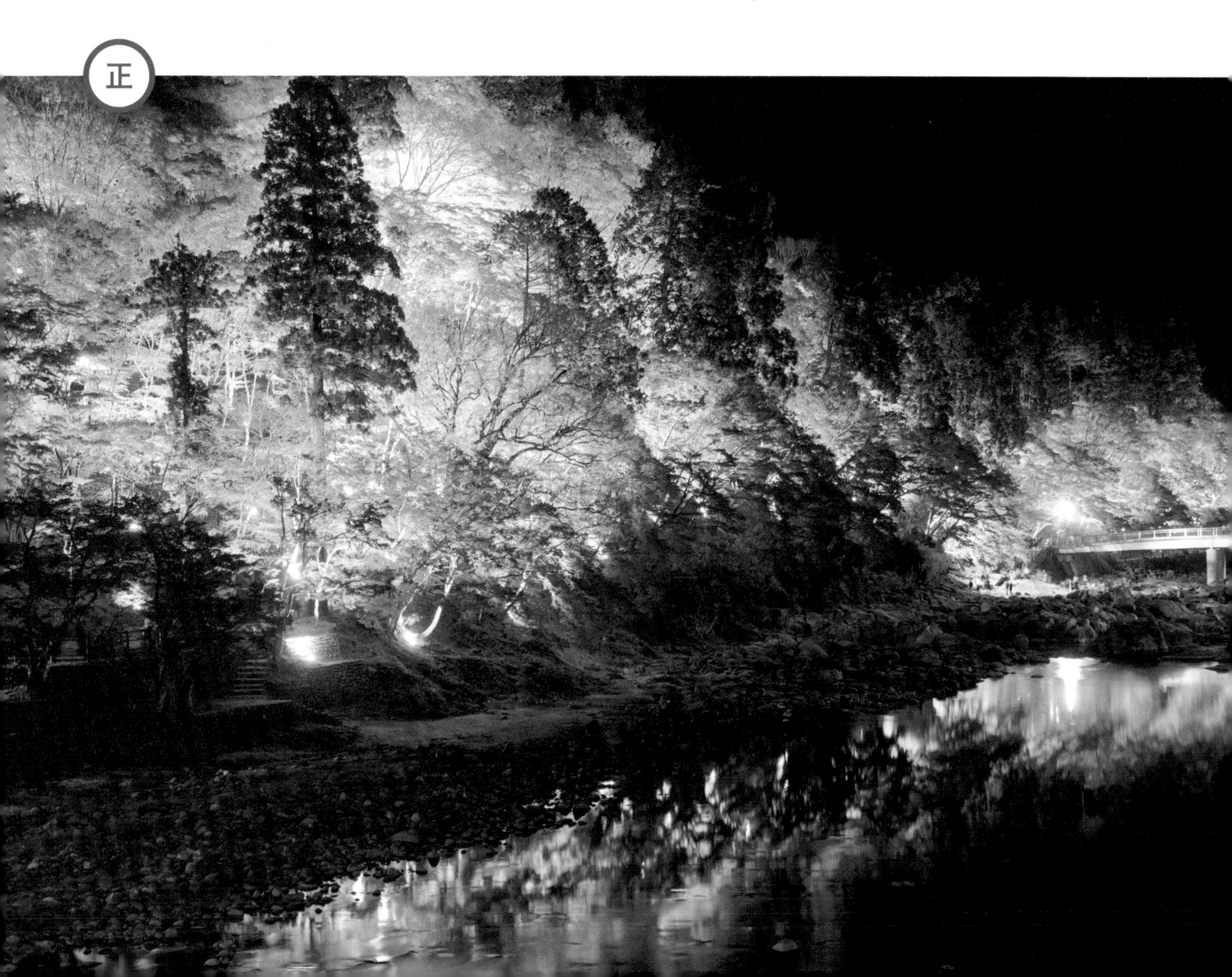

GOURMET

ご当地グルメ

- □ きしめん
- □ 味噌煮込みうどん
- □ 味噌カツ

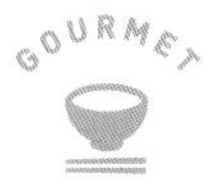

ONSEN

主な温泉地

- □ 犬山温泉
- □ 南知多温泉郷
- □ 湯谷温泉

TOURIST SPOT

主な絶景スポット

- □ 茶臼山高原　豊根村など
- □ 犬山城　犬山市
- □ 伊良湖岬　田原市

観光豆知識

自動車やその関連機器を中心に、日本最大の工業出荷額を誇ります。手羽先、名古屋コーチンなど人気グルメの宝庫でもあります。

答えはP107

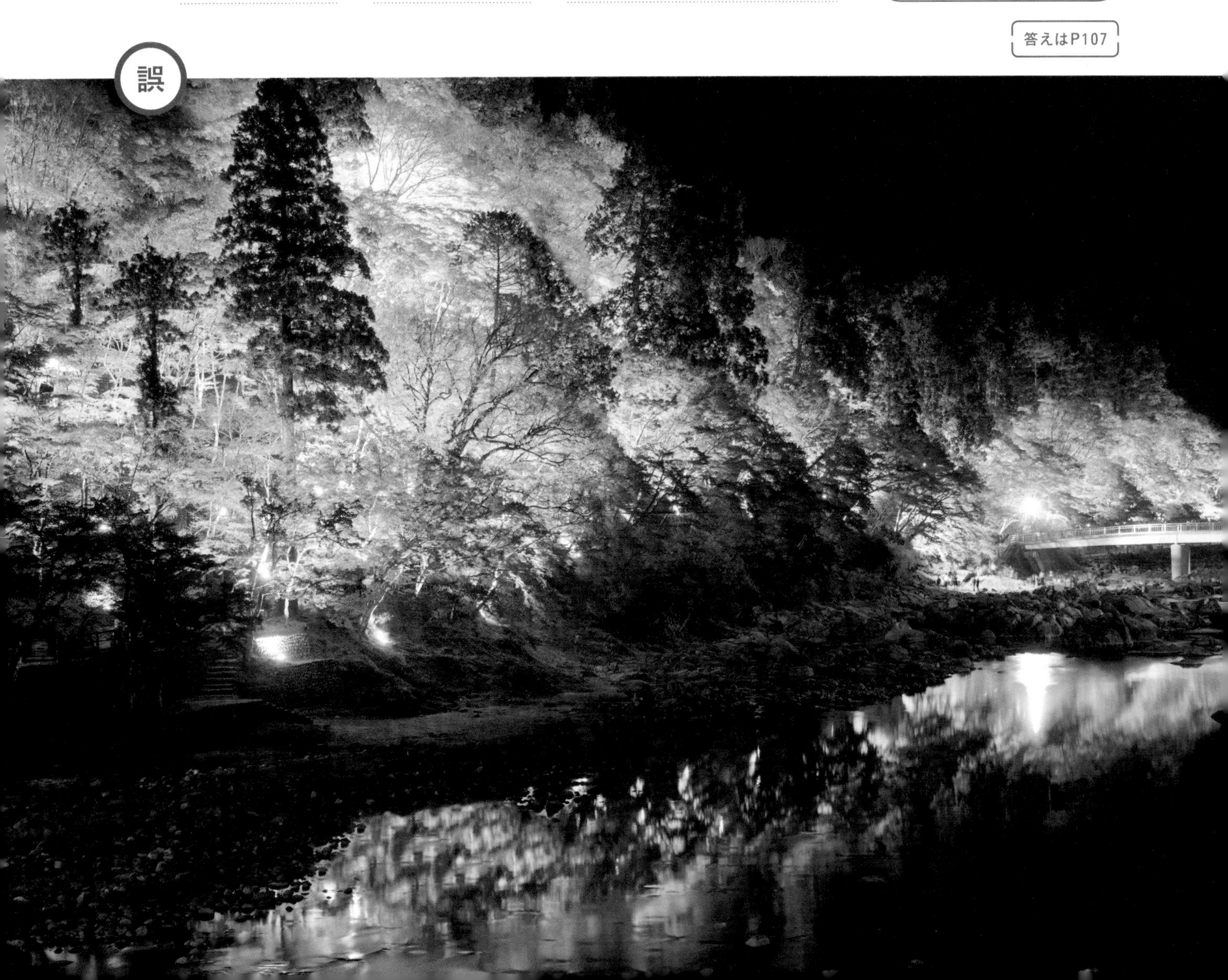

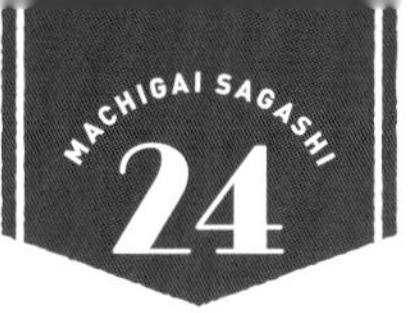

三重

MIE

5つのまちがいを探しましょう

夫婦岩(めおといわ)

伊勢市

二見浦の沖合約700mの海中に鎮まっています。高さ約9mの男岩と約4mの女岩が注連縄で固く結ばれていることから、良縁のご利益があるとされています。

正

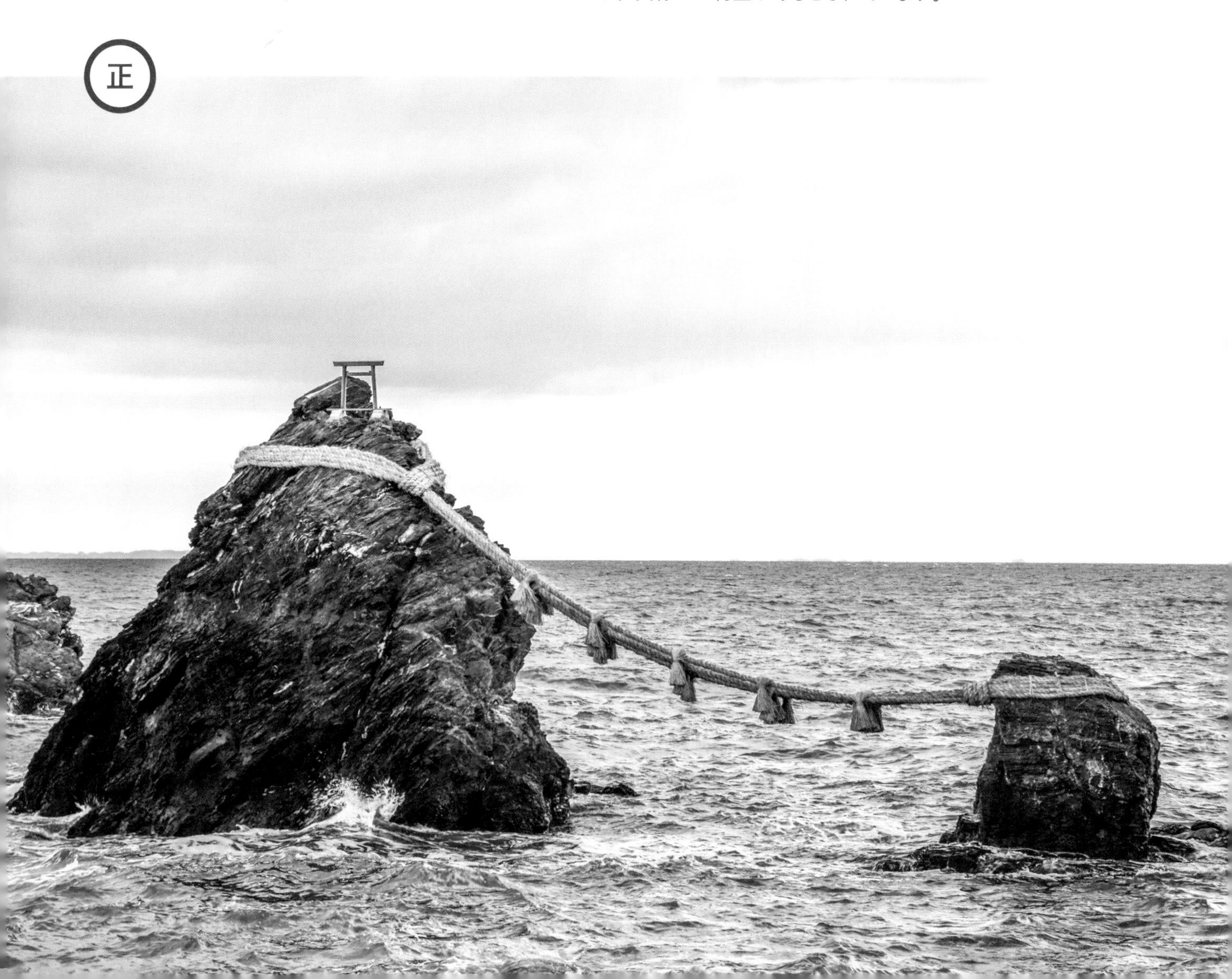

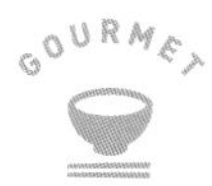

ご当地グルメ

- [ ] 松阪牛
- [ ] 伊勢うどん
- [ ] 松阪ホルモン

主な温泉地

- [ ] 伊勢志摩温泉
- [ ] 長島温泉
- [ ] 湯の山温泉

TOURIST SPOT

主な絶景スポット

- [ ] 赤目四十八滝　名張市
- [ ] いなべ市農業公園　いなべ市
- [ ] 四日市の工場夜景　四日市市

観光豆知識

約2000年の歴史を持つ伊勢神宮が人気です。志摩半島は世界で初めて真珠養殖に成功した地でもあります。

答えはP107

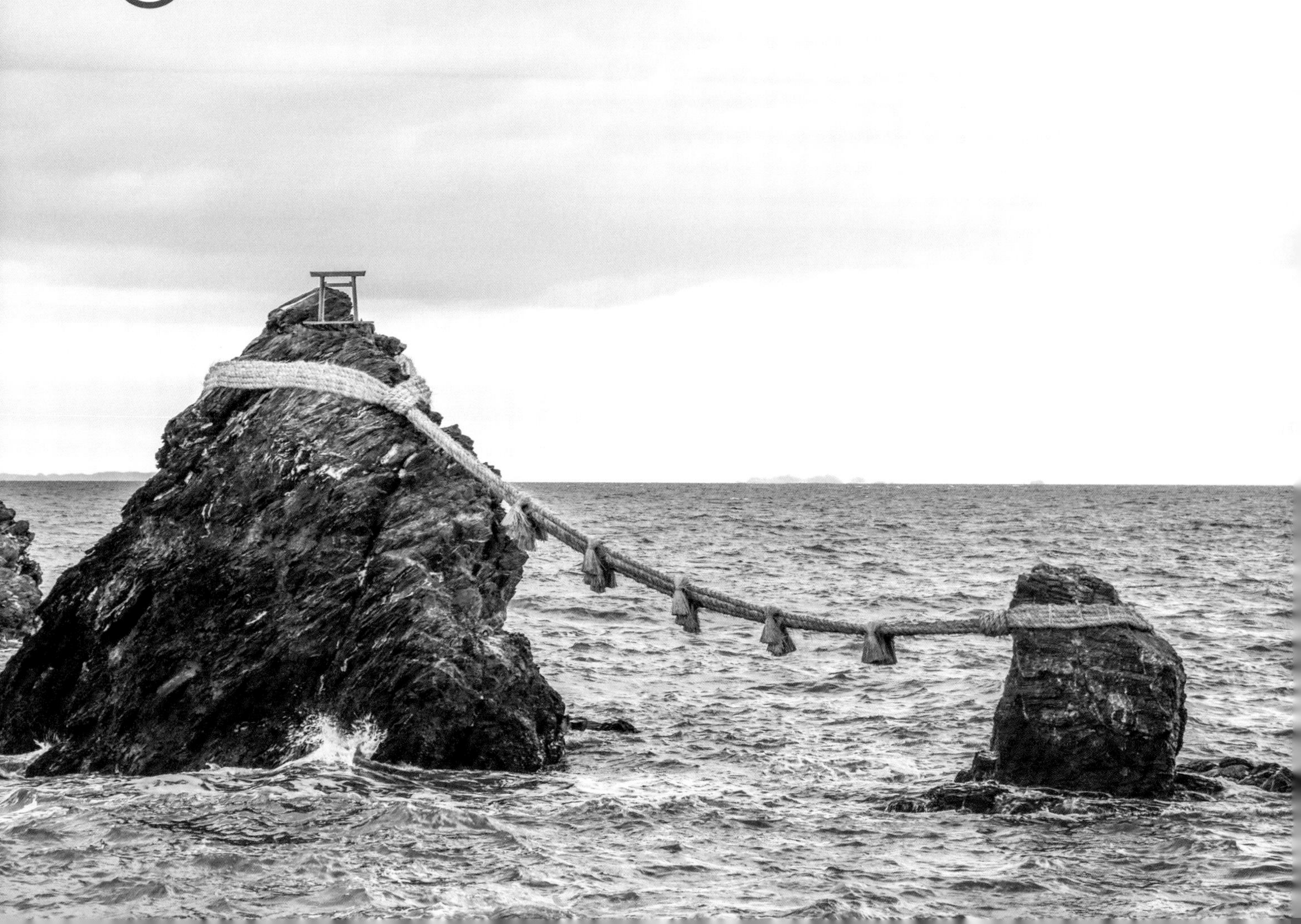

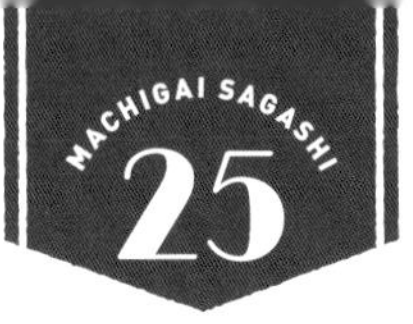

滋賀

SHIGA

5つのまちがいを探しましょう

メタセコイア並木

高島市

県道に沿ってメタセコイアが約500本植えられています。春の新緑、夏の深緑、秋の紅葉、冬の雪花と四季折々の楽しみ方があります。

正

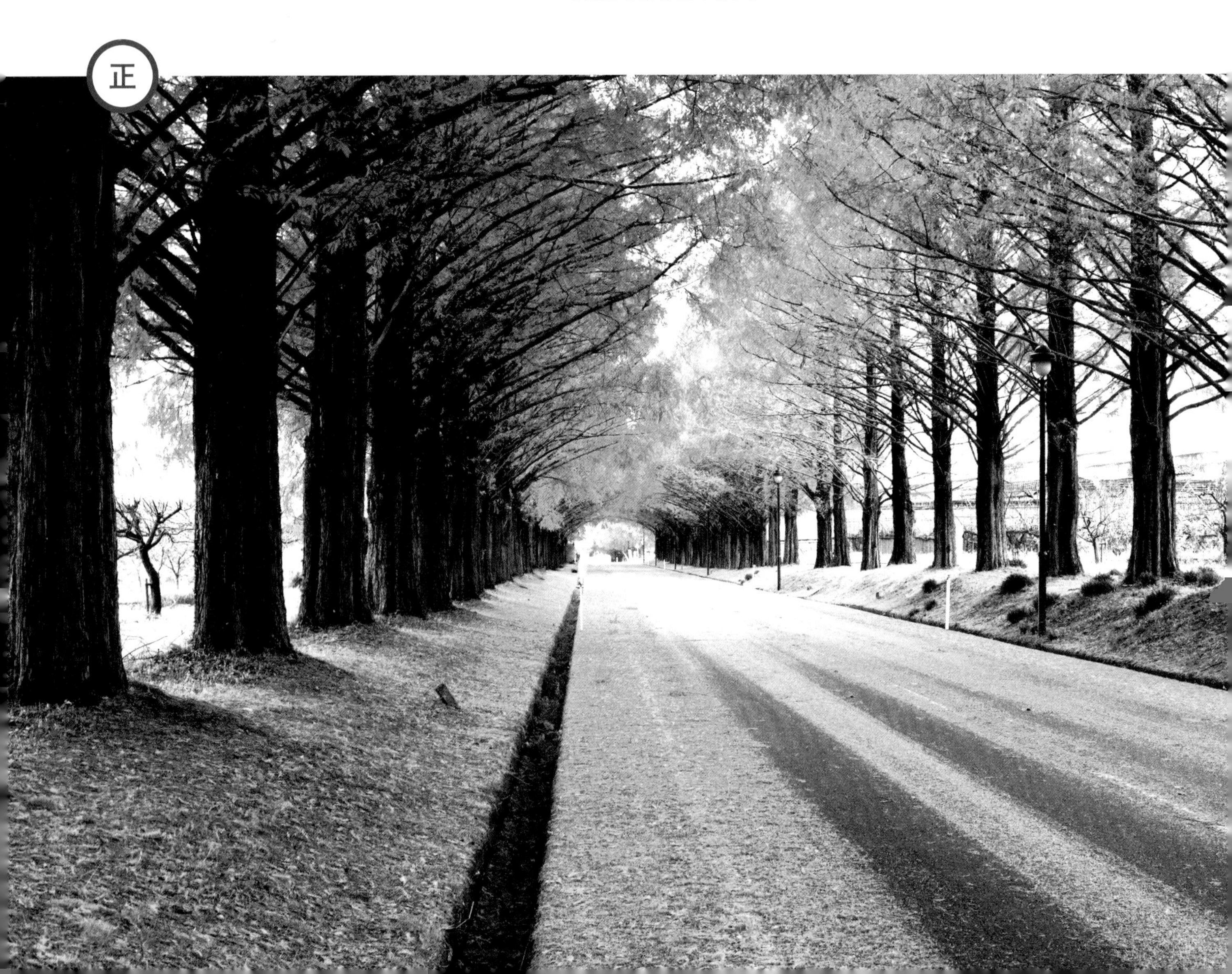

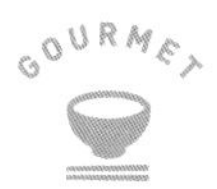

ご当地グルメ

- □ 近江牛
- □ 長浜ラーメン
- □ 近江ちゃんぽん

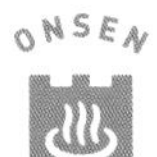

主な温泉地

- □ おごと温泉
- □ 塩野温泉
- □ 長浜太閤温泉

主な絶景スポット

- □ びわ湖テラス　大津市
- □ 白鬚神社　高島市
- □ 琵琶湖大橋　大津市・守山市

観光豆知識

県全体の面積の約6分の1を占める琵琶湖は、日本最大の湖です。比叡山延暦寺や彦根城など、歴史スポットも魅力です。

答えはP108

誤

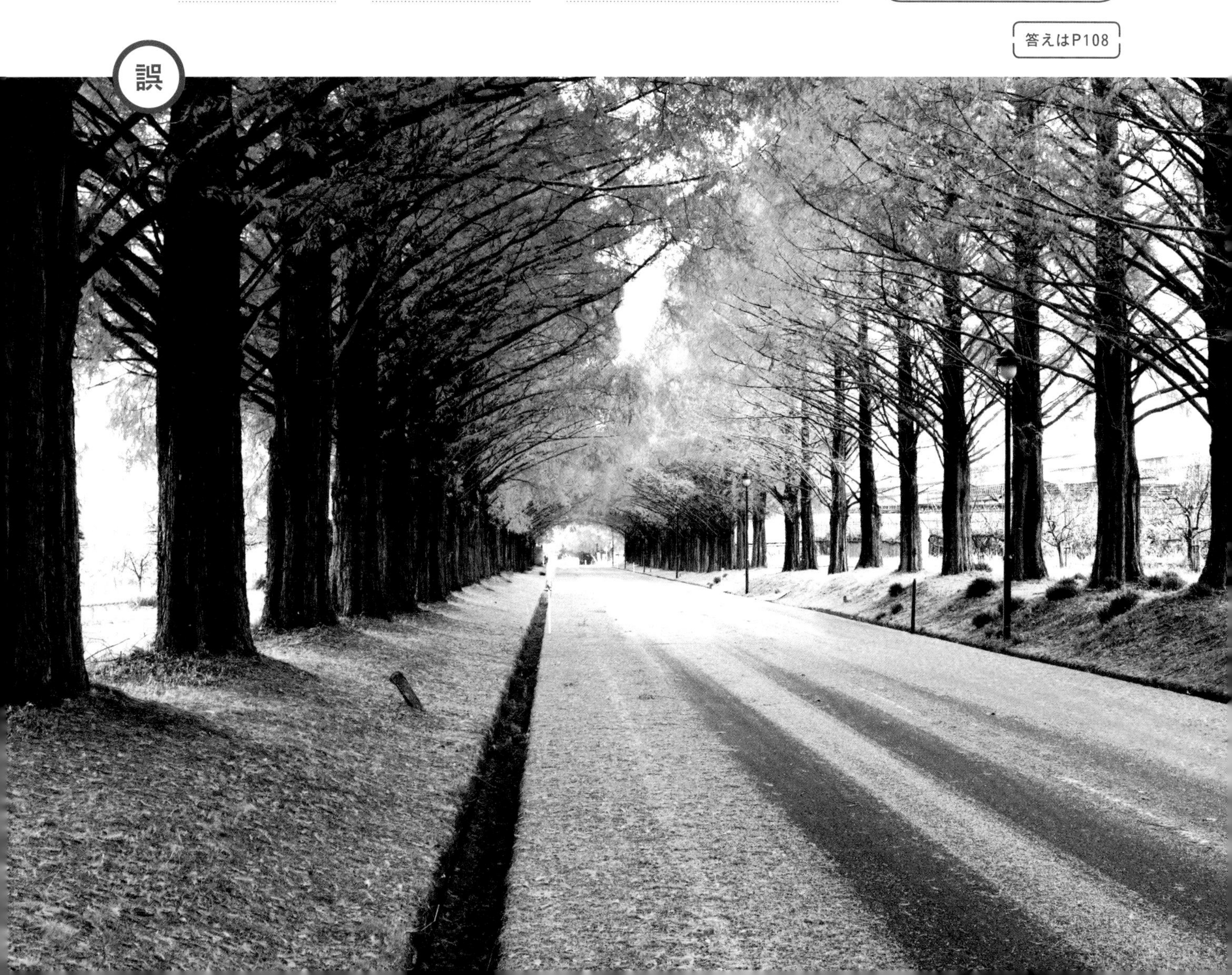

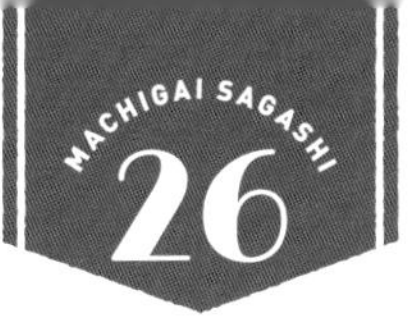

京都

KYOTO

5つの まちがい を探しましょう

あまのはしだて
天橋立

宮津市

日本三景の一つで約20～170mの幅の砂浜が、約3.6㎞の長さにわたって伸びています。天に架かる橋のように見えることから、この名がつけられています。

正

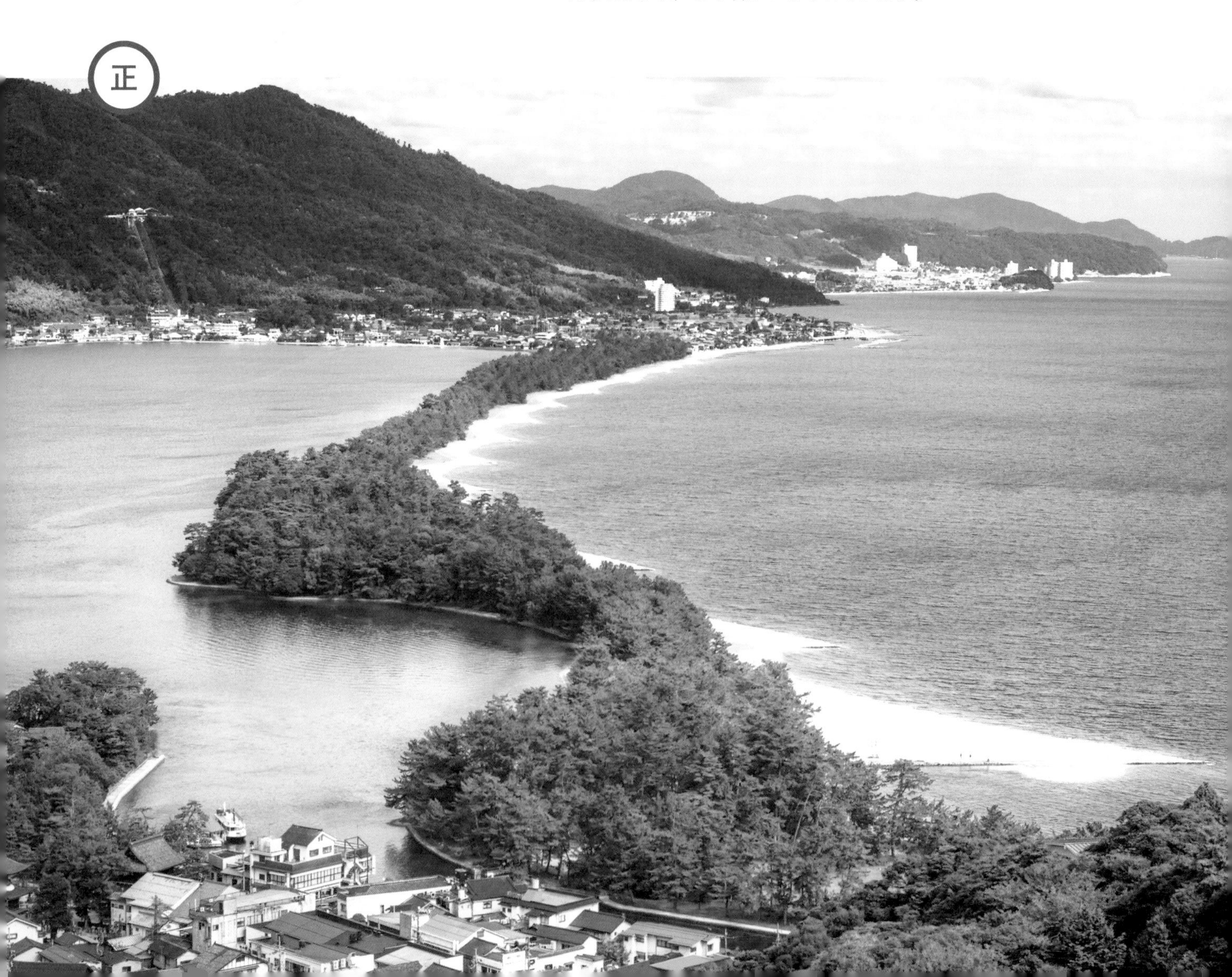

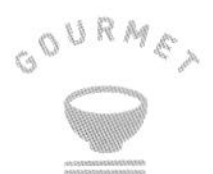

GOURMET

ご当地グルメ

- □ 湯豆腐
- □ 京ゆば料理
- □ にしんそば

ONSEN

主な温泉地

- □ 湯の花温泉
- □ 嵐山温泉
- □ 夕日ヶ浦温泉

TOURIST SPOT

主な絶景スポット

- □ 伏見稲荷大社の鳥居 伏見区
- □ 嵐山の竹林 右京区
- □ 渡月橋 京都市

観光豆知識

世界文化遺産に登録されている清水寺や金閣寺などの数多くの社寺が有名です。古い町並みを歩いて散策するのも楽しみの一つです。

答えはP108

誤

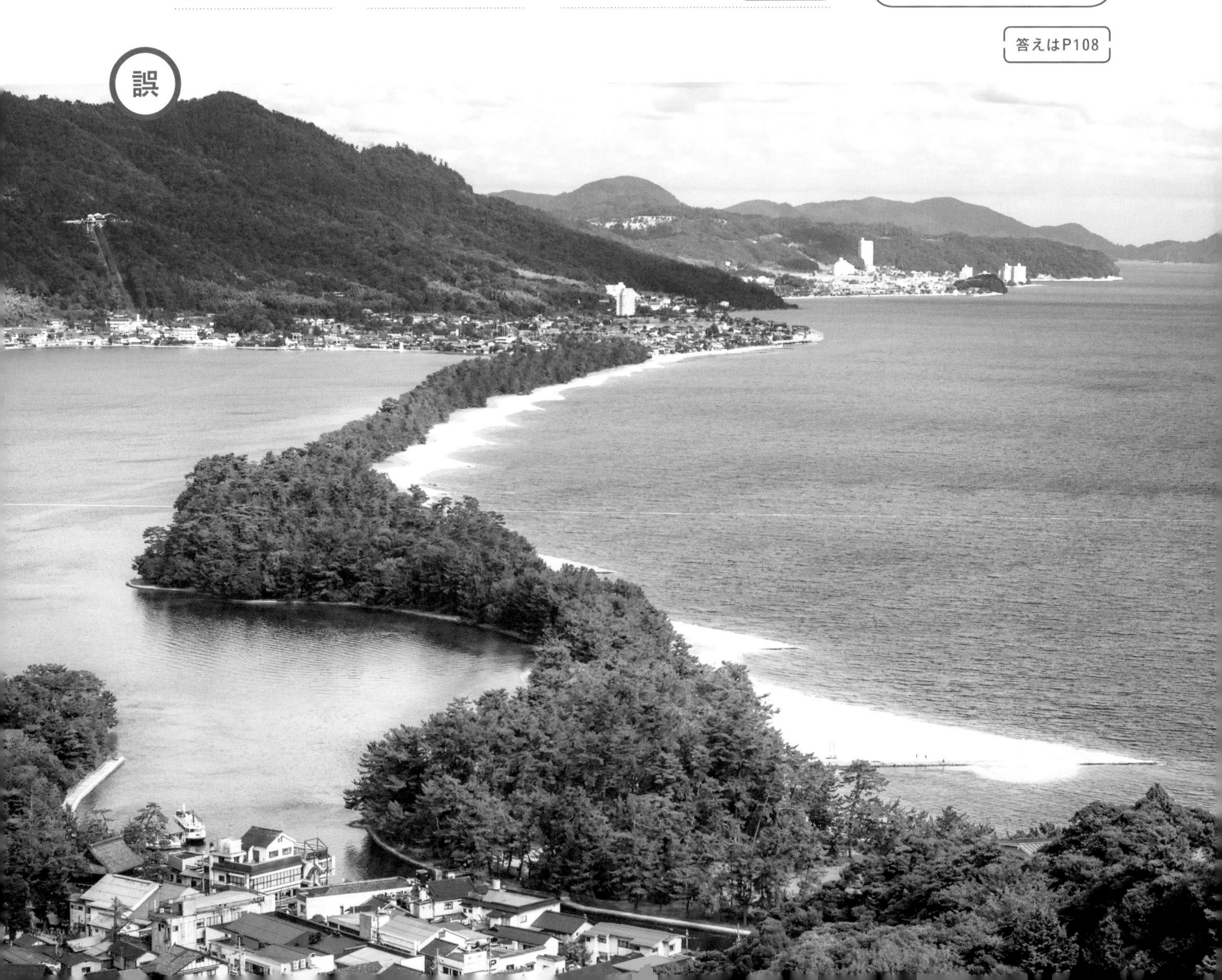

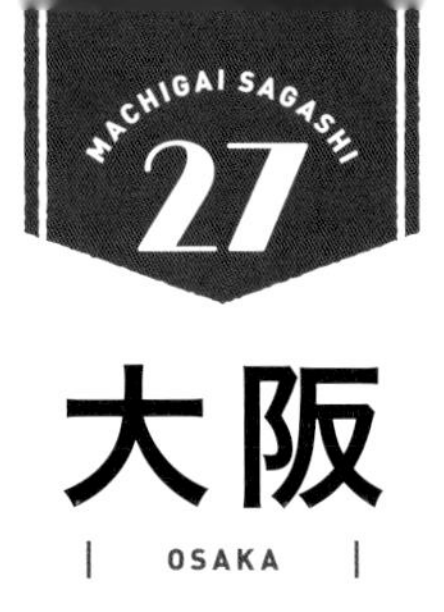

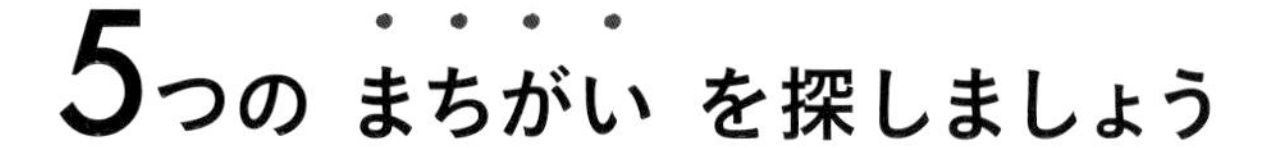

5つのまちがいを探しましょう

大阪まいしまシーサイドパーク

大阪市

大阪湾が一望できる広大な敷地に、約100万株のネモフィラが咲き誇ります。丘一面を青く染めるネモフィラと、大阪湾の広大なパノラマが楽しめます。

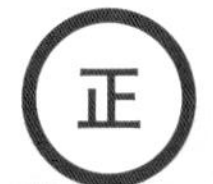

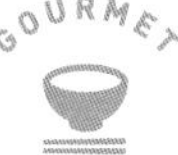
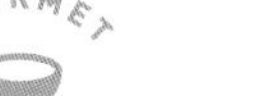

ご当地グルメ

- □ たこ焼き
- □ お好み焼き
- □ ねぎ焼き

ONSEN

主な温泉地

- □ 貝塚温泉
- □ 太子温泉
- □ 箕面温泉

TOURIST SPOT

主な絶景スポット

- □ 百舌鳥古墳群 堺市
- □ 箕面大滝 箕面市
- □ ほしだ園地 交野市

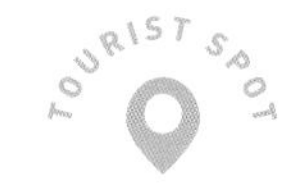

観光豆知識

くいだおれの街を代表する観光地・道頓堀や、大阪のシンボル・通天閣（天に通じる高い建物という意味）などが人気です。

答えはP108

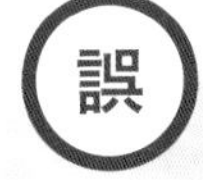

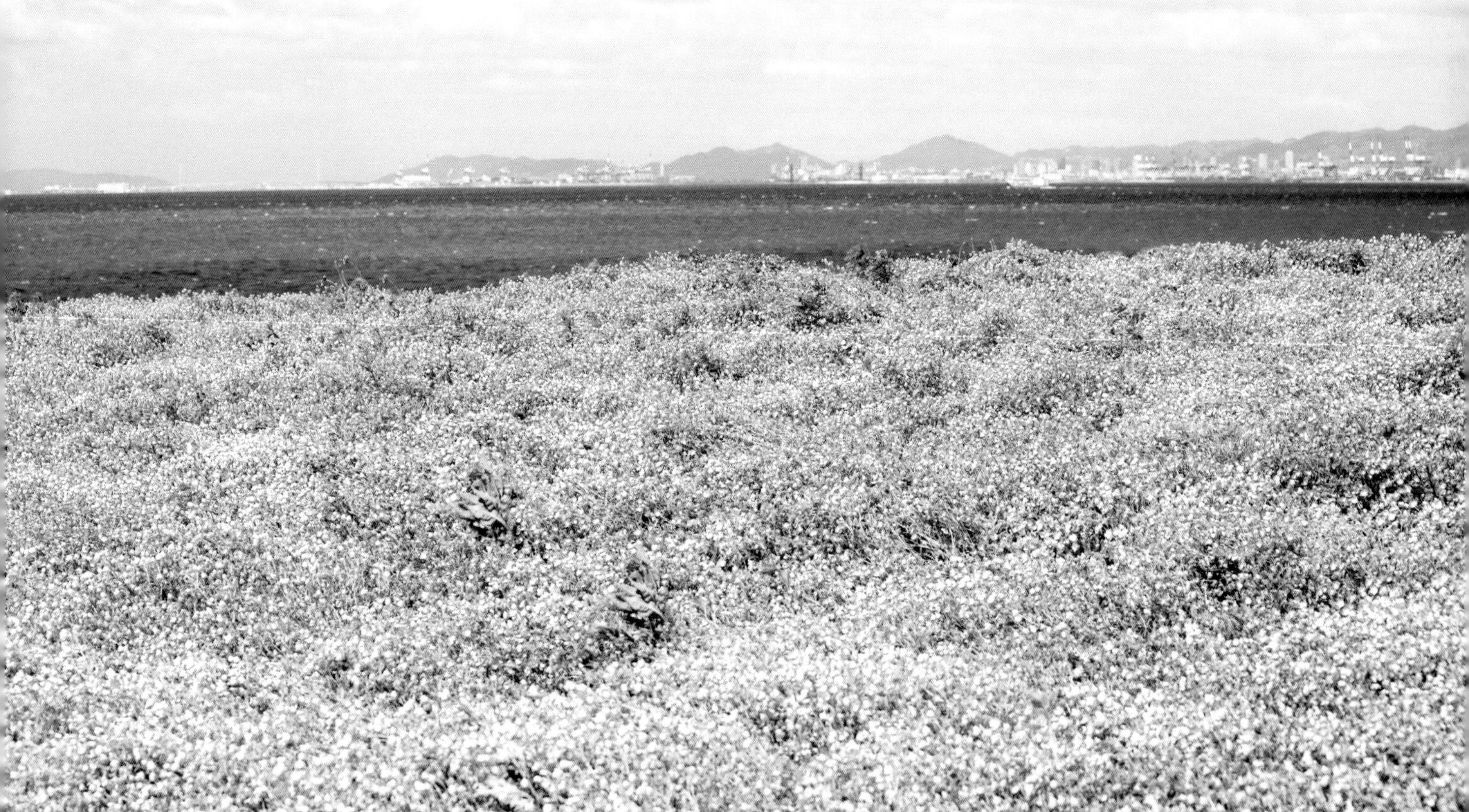

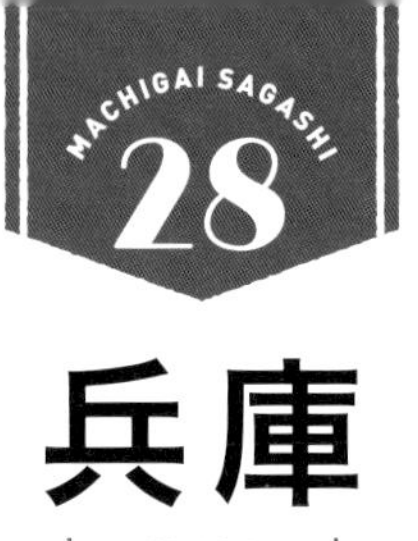

兵庫

HYOGO

5つの まちがい を探しましょう

神戸の夜景

神戸市

函館、長崎と並んで日本三大夜景の一つと言われています。西は大阪、東は明石まで広範囲に光り輝く姿は「1000万ドルの夜景」とも称されます。

正

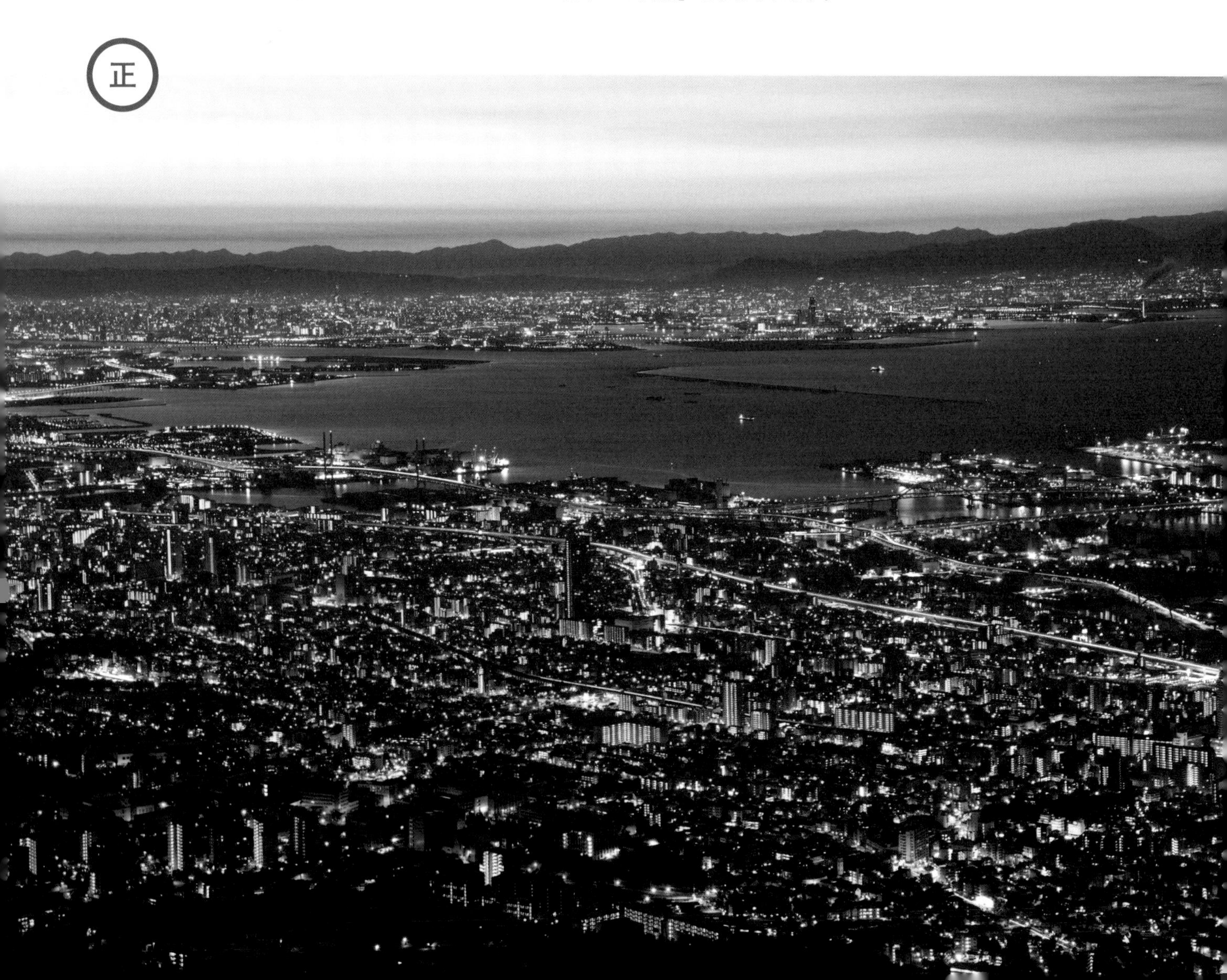

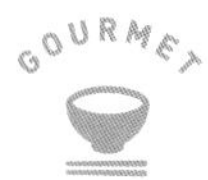

ご当地グルメ

- [ ] 神戸牛
- [ ] 明石焼き
- [ ] 淡路島バーガー

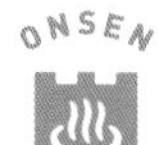

主な温泉地

- [ ] 有馬温泉
- [ ] 城崎温泉
- [ ] 洲本温泉

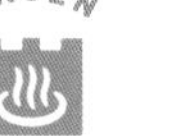

主な絶景スポット

- [ ] 竹田城跡 朝来市
- [ ] 明石海峡大橋 神戸市など
- [ ] 姫路城 姫路市

観光豆知識

世界一長いつり橋の明石海峡大橋や、世界文化遺産に日本で初めて登録された姫路城があります。

答えはP108

誤

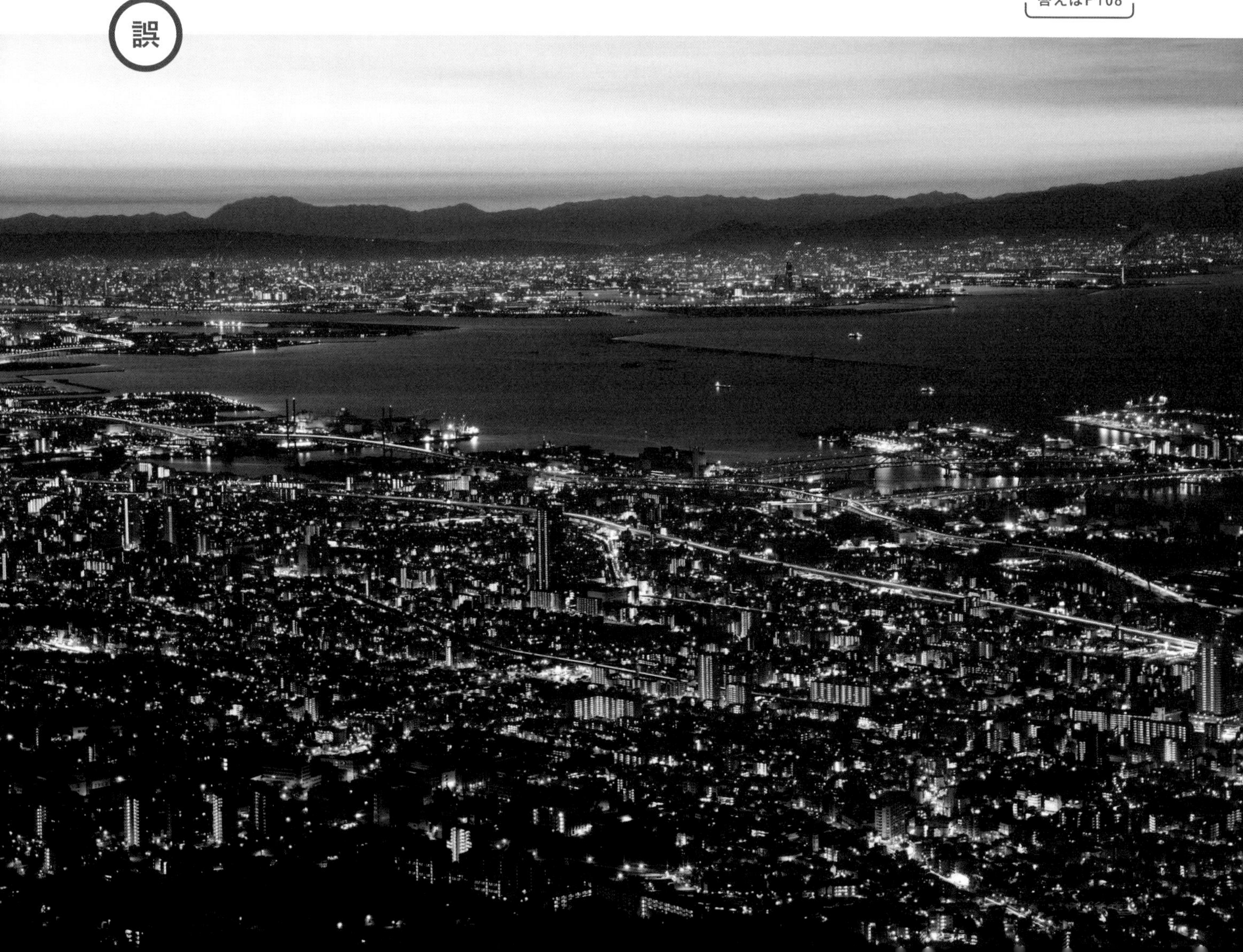

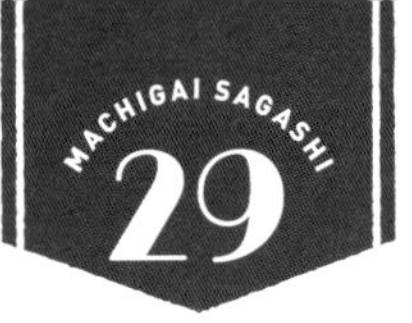

奈良

NARA

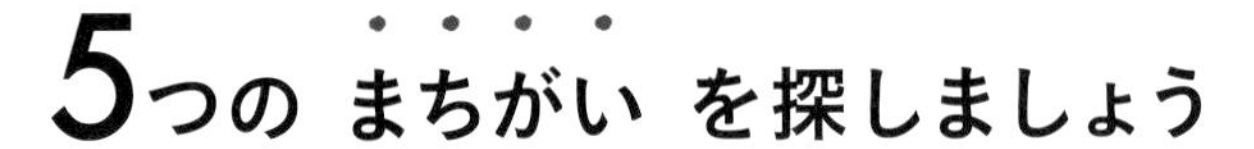

吉野山(よしのやま)の桜(さくら)

吉野町

山全体がピンクに染め上がる桜名所。全山を染める桜の数は約3万本以上とも言われています。下から順に咲いていくので見ごろが長く続くのも特徴です。

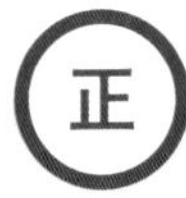

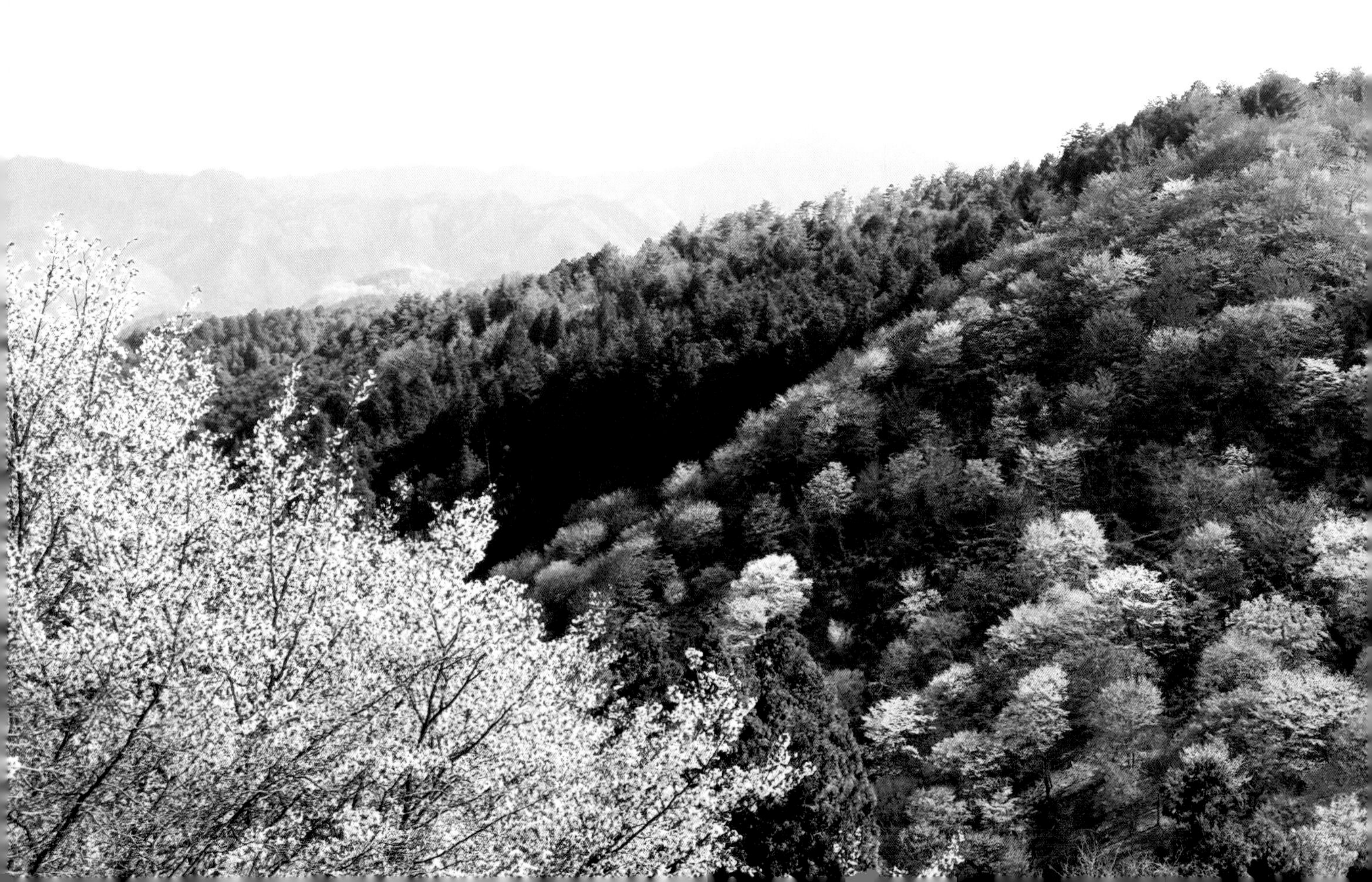

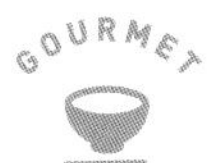

ご当地グルメ

- □ 柿の葉すし
- □ 天理ラーメン
- □ 茶粥

ONSEN

主な温泉地

- □ 十津川温泉
- □ 宝来温泉
- □ 吉野温泉

TOURIST SPOT

主な絶景スポット

- □ 石舞台古墳 明日香村
- □ 曽爾高原 曽爾村
- □ みたらい渓谷 天川村

観光豆知識

現存する世界最古の木造建築である法隆寺や、奈良の大仏として有名な東大寺など、世界文化遺産に登録されている寺院が数多くあります。

答えはP108

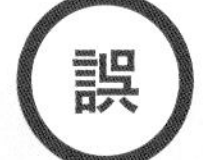

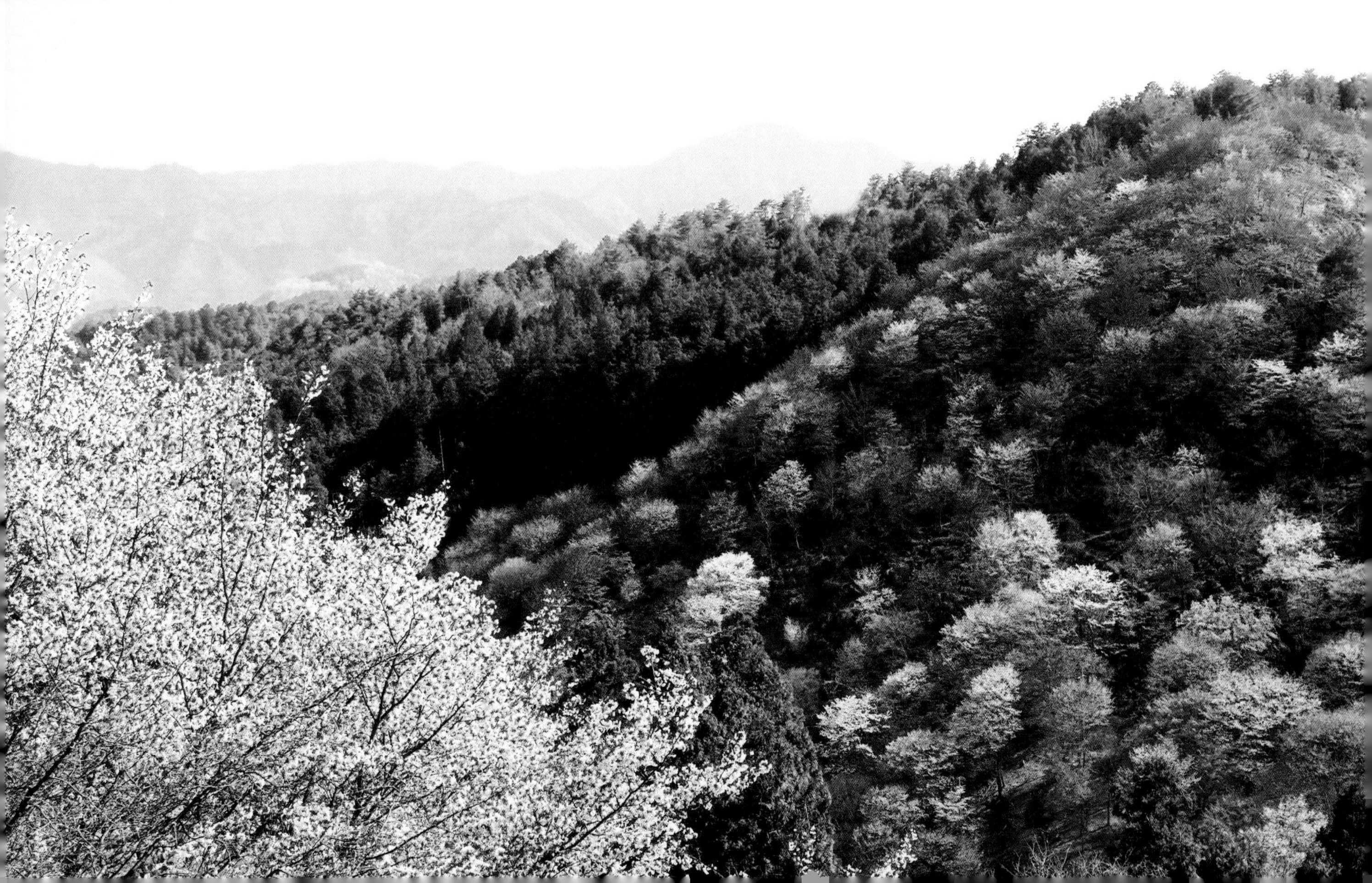

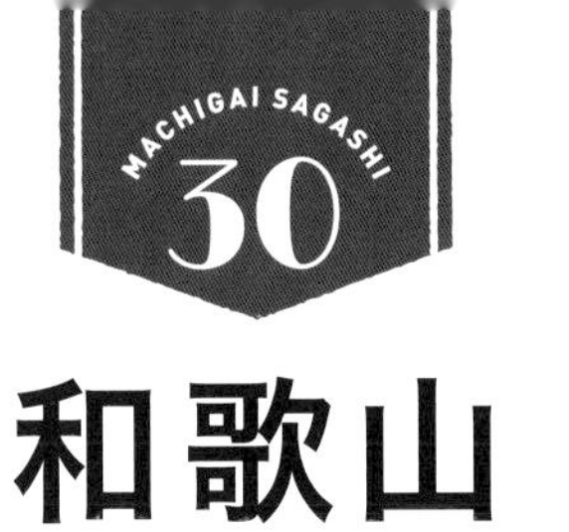

和歌山

WAKAYAMA

5つの まちがい を探しましょう

あらぎ島(じま)の棚田(たなだ)

有田川町

有田川が蛇行してできた河岸段丘に「日本の棚田百選」に選ばれている美しい棚田が広がります。大小54枚の水田でできています。

正

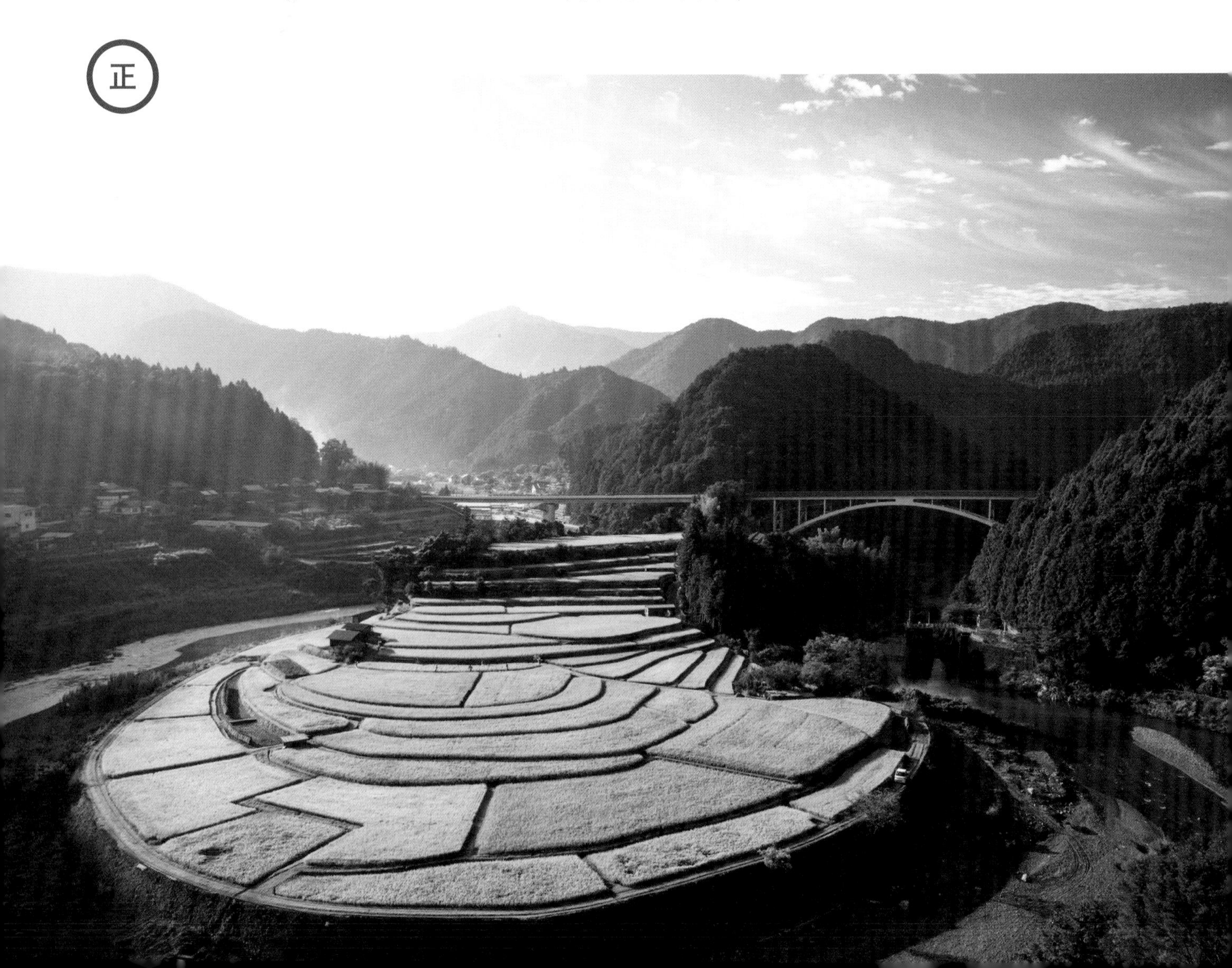

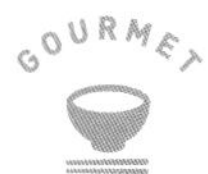

ご当地グルメ

- [ ] 和歌山ラーメン
- [ ] めはりずし
- [ ] クエ鍋

主な温泉地

- [ ] 南紀白浜温泉
- [ ] 南紀勝浦温泉
- [ ] 湯の峰温泉

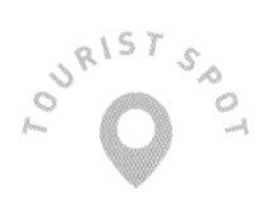

主な絶景スポット

- [ ] 那智の滝　那智勝浦町
- [ ] 橋杭岩　串本町
- [ ] 熊野古道　那智勝浦町など

観光豆知識

生産量第一位を誇る梅が人気で、特に果肉がやわらかい紀州南高梅は最高級品として有名です。みかんの生産量も第一位です。

答えはP108

誤

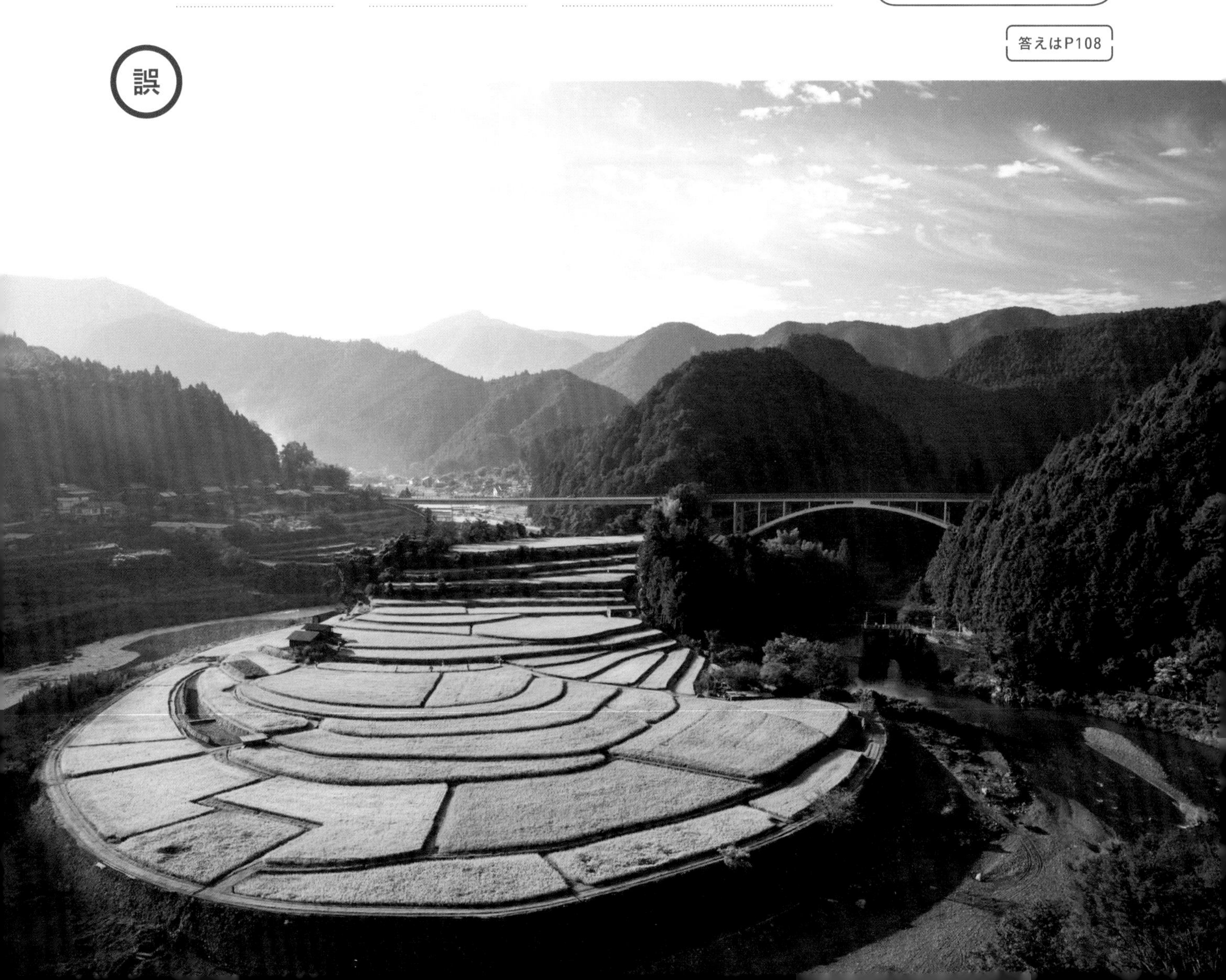

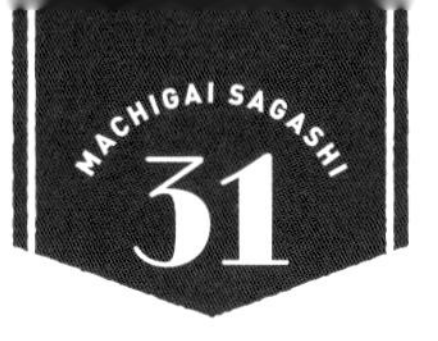

鳥取

TOTTORI

5つのまちがいを探しましょう

鳥取砂丘（とっとりさきゅう）

鳥取市

南北約2.4km、東西約16kmに広がる日本最大級の砂丘です。らくだに乗ってゆったりと過ごす、パラグライダーなどのスポーツで遊ぶなど、楽しみ方も多彩にあります。

正

GOURMET

ご当地グルメ

- □ 鳥取カレー
- □ 鳥取牛骨ラーメン
- □ 鯖寿司

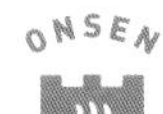

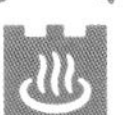

主な温泉地

- □ 三朝温泉
- □ 皆生温泉
- □ はわい温泉

主な絶景スポット

- □ 浦富海岸　岩美町
- □ 鳥取砂丘 砂の美術館　鳥取市
- □ 白兎海岸　鳥取市

観光豆知識

らっきょうやなしの生産量、かにの漁獲量は全国トップクラス。中国地方で最も高い大山は、その姿から「伯耆富士」とも呼ばれています。

答えはP109

誤

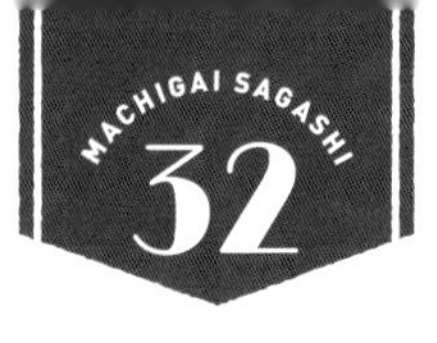

島根

SHIMANE

5つのまちがいを探しましょう

宍道湖（しんじこ）

松江市・出雲市

周囲約45㎞で国内で7番目に大きい湖。湖を赤く染め上げる夕日スポットとしても有名です。海水と淡水の中間の塩分を持つ水をたたえる汽水湖です。

正

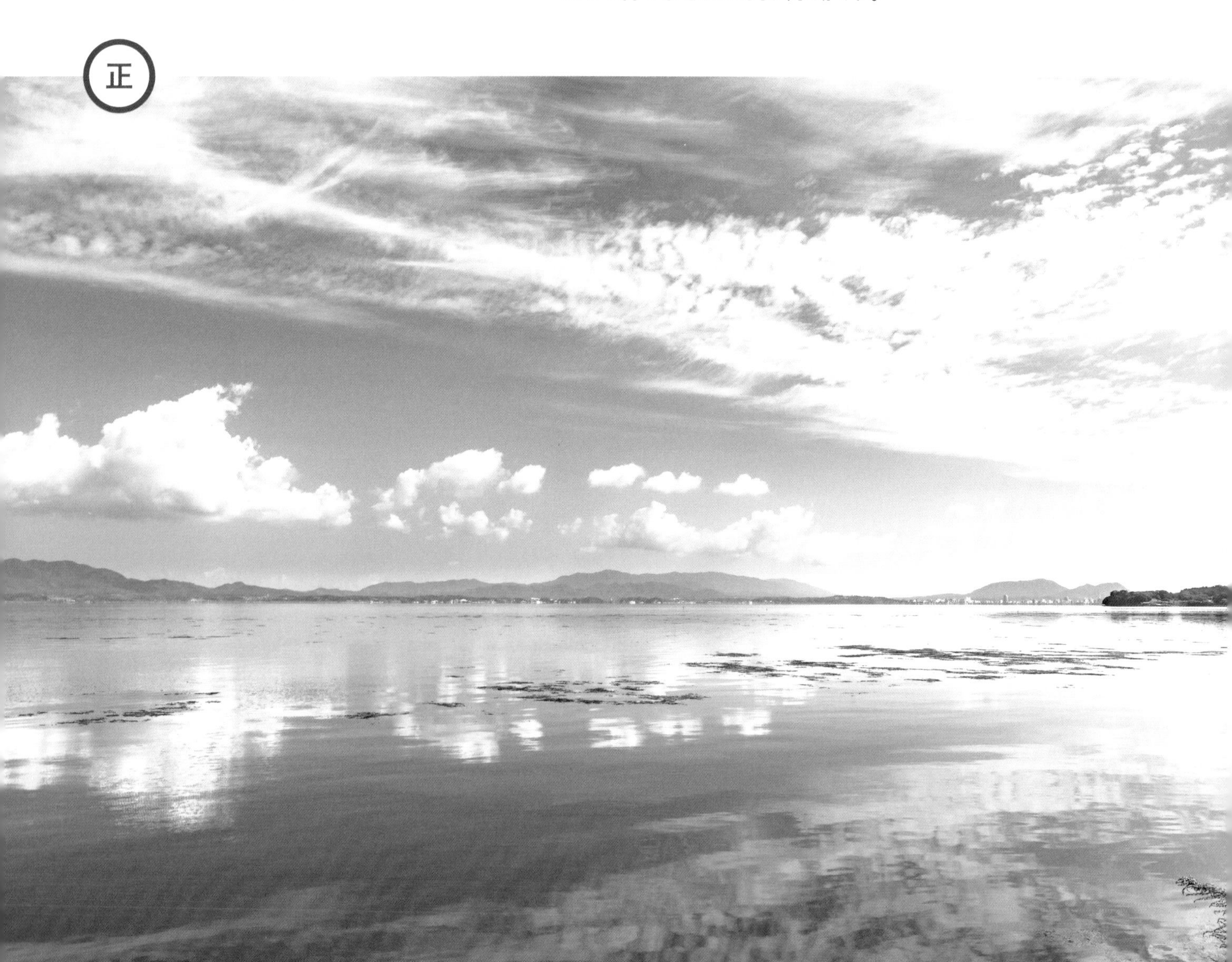

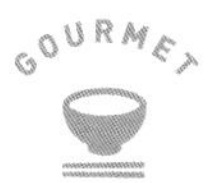
GOURMET

ご当地グルメ

- □ 出雲そば
- □ しじみ汁
- □ 出雲ぜんざい

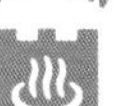
ONSEN

主な温泉地

- □ 玉造温泉
- □ 温泉津温泉
- □ 松江しんじ湖温泉

TOURIST SPOT

主な絶景スポット

- □ 出雲大社 出雲市
- □ 日御碕 出雲市
- □ 石見銀山 大田市

観光豆知識

宍道湖のしじみなど漁業が盛んです。世界文化遺産の石見銀山、国宝の松江城、庭園で有名な足立美術館などが有名です。

答えはP109

誤

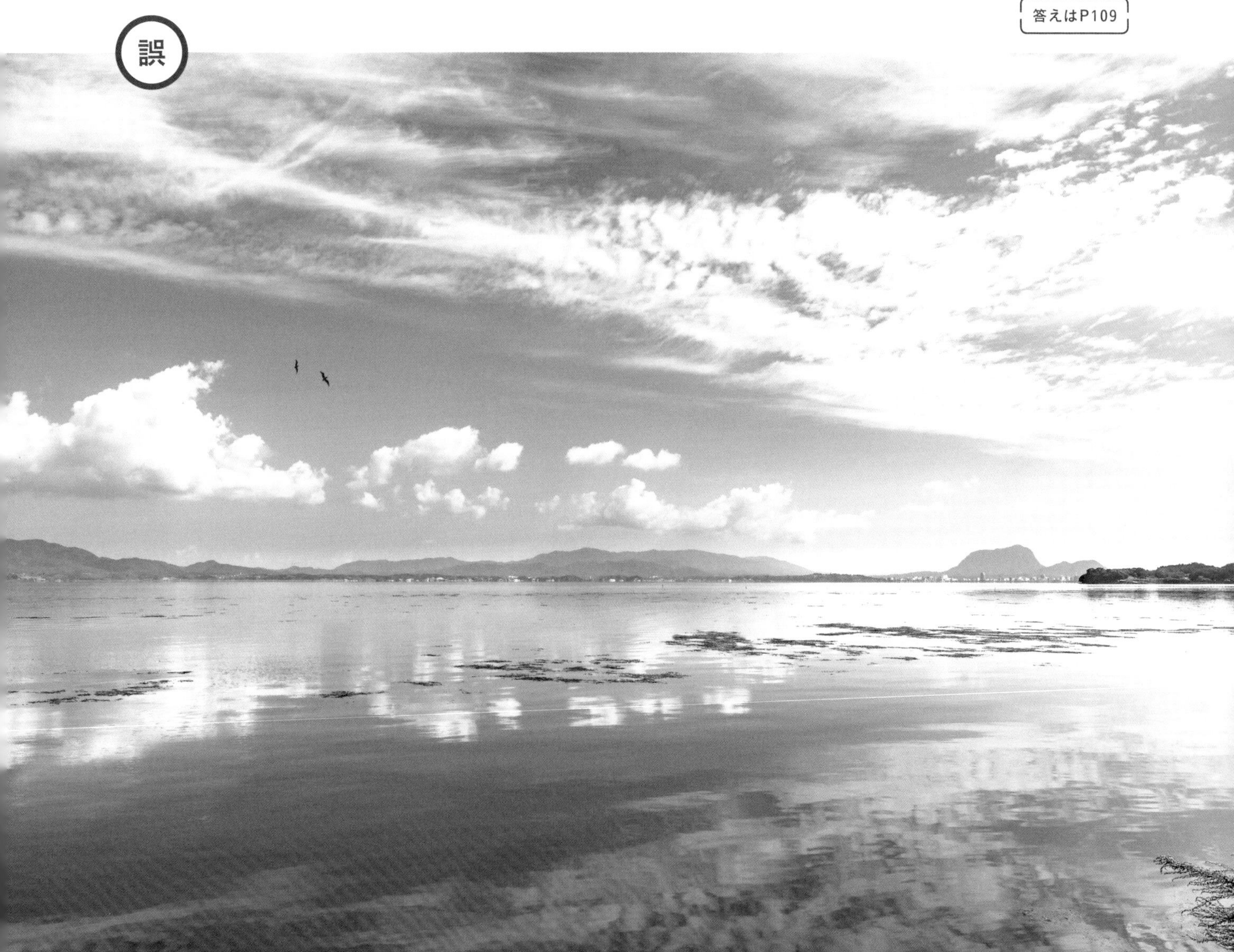

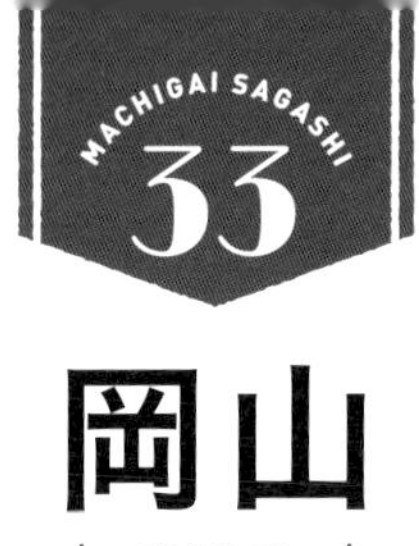

岡山

OKAYAMA

5つのまちがいを探しましょう

倉敷美観地区（くらしきびかんちく）

倉敷市

白壁と瓦屋根などの風情ある建物が軒を連ねる町並保存地区です。舟で巡る「川舟流し」が人気で、美しい町並みを一目見ようと観光客で賑わっています。

正

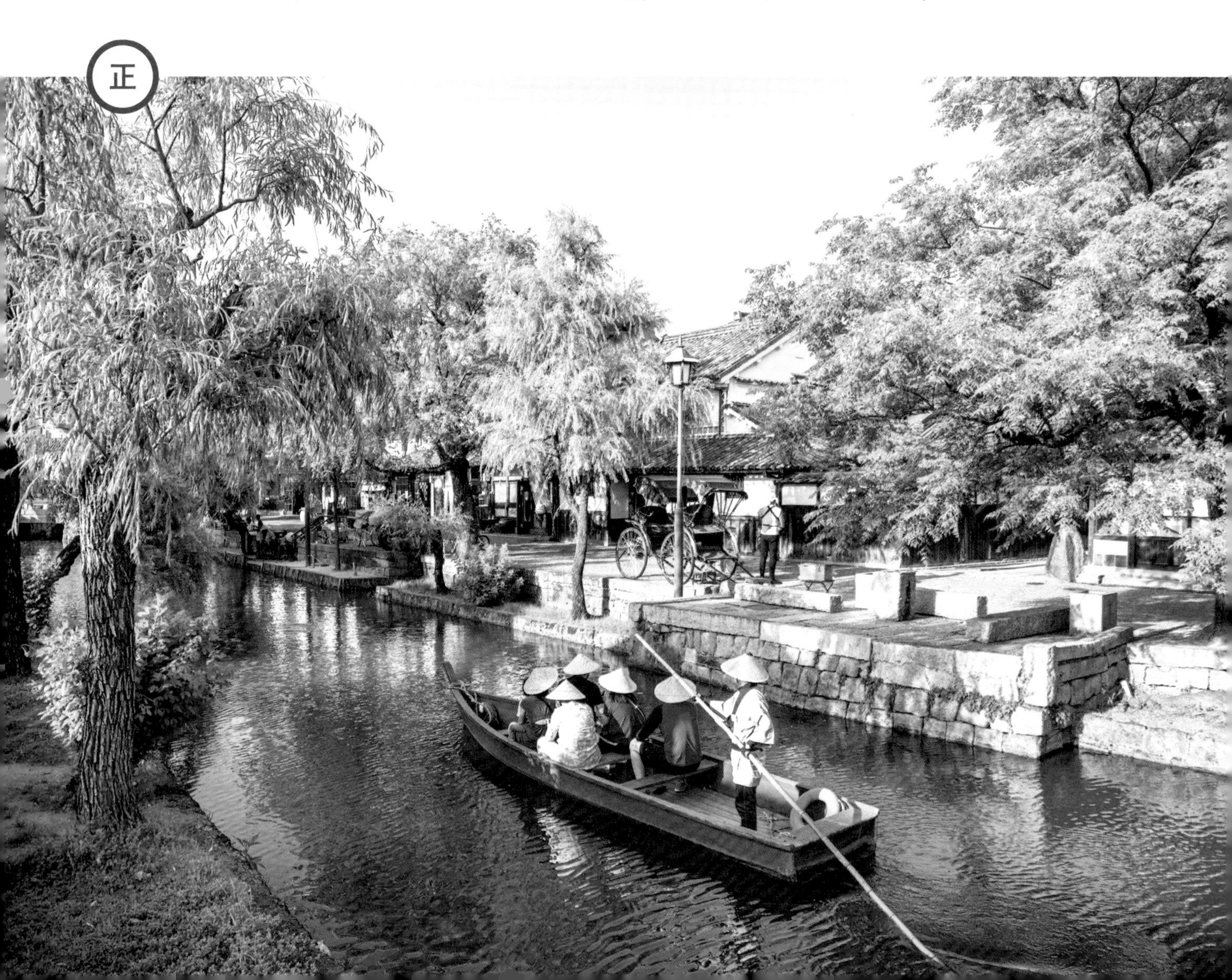

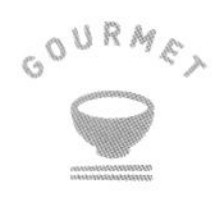

ご当地グルメ

- [ ] ばら寿司
- [ ] 津山ホルモンうどん
- [ ] おかやまデミカツ丼

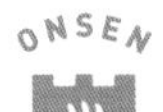

主な温泉地

- [ ] 湯郷温泉
- [ ] 湯原温泉
- [ ] 奥津温泉

TOURIST SPOT

主な絶景スポット

- [ ] 備中松山城　高梁市
- [ ] 蒜山高原　真庭市
- [ ] 鬼ノ城　総社市

観光豆知識

白桃やマスカットの栽培が盛んな県です。桃太郎伝説が残る地でもあるので、「きびだんご」は人気みやげの一つとなっています。

答えはP109

誤

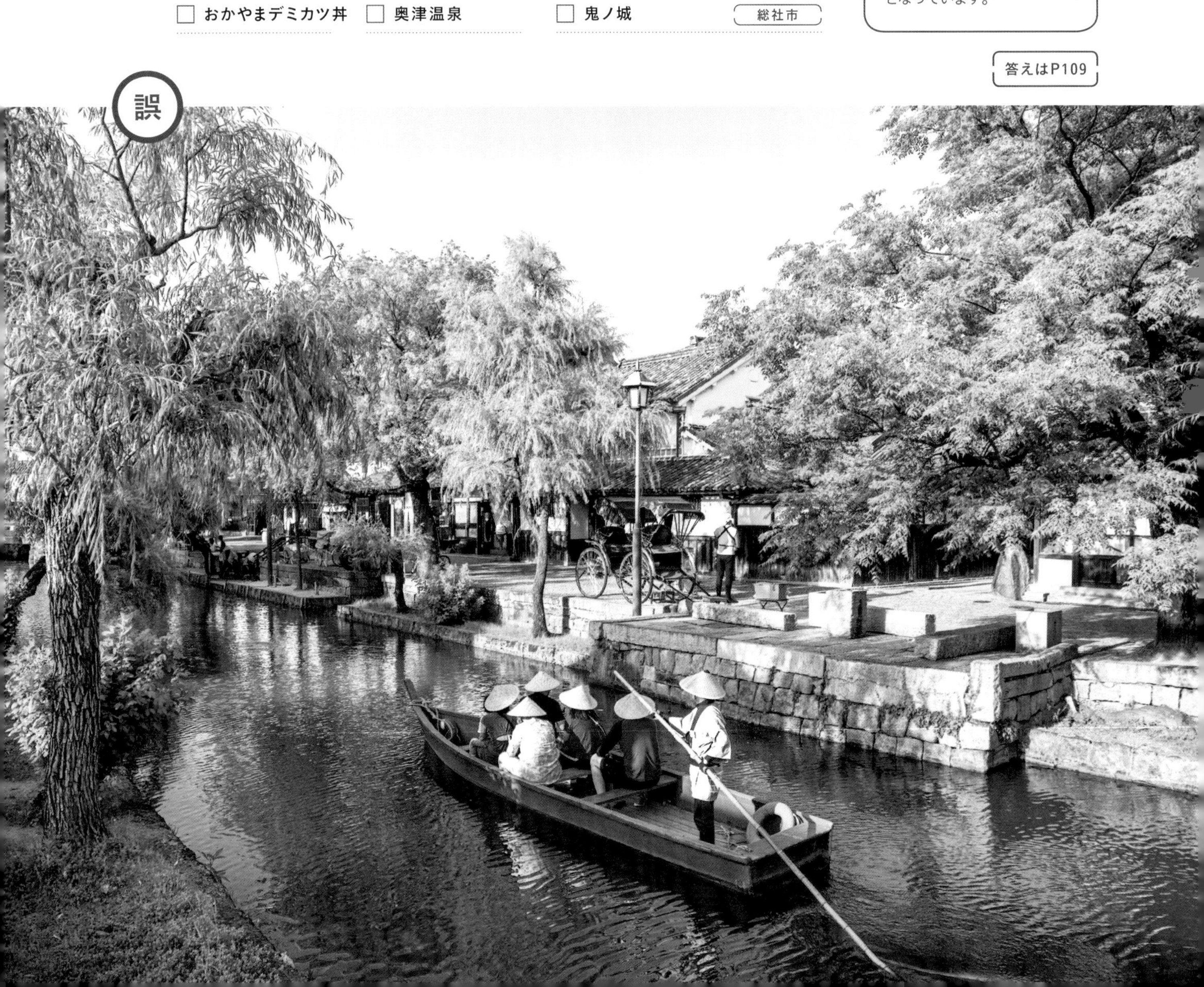

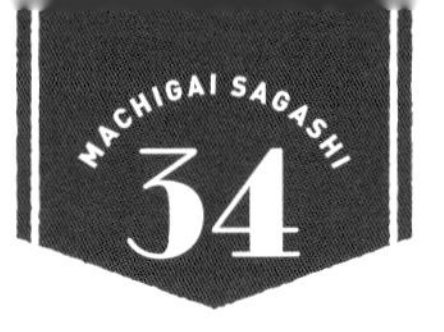

広島

HIROSHIMA

5つのまちがいを探しましょう

宮島(みやじま)　廿日市市

青い瀬戸内海と、そこに浮かぶ嚴島神社の朱の大鳥居の絶景が見られる観光地です。島全体が神の島として崇められていて、かつては人が住むのも許されない聖域でした。

正

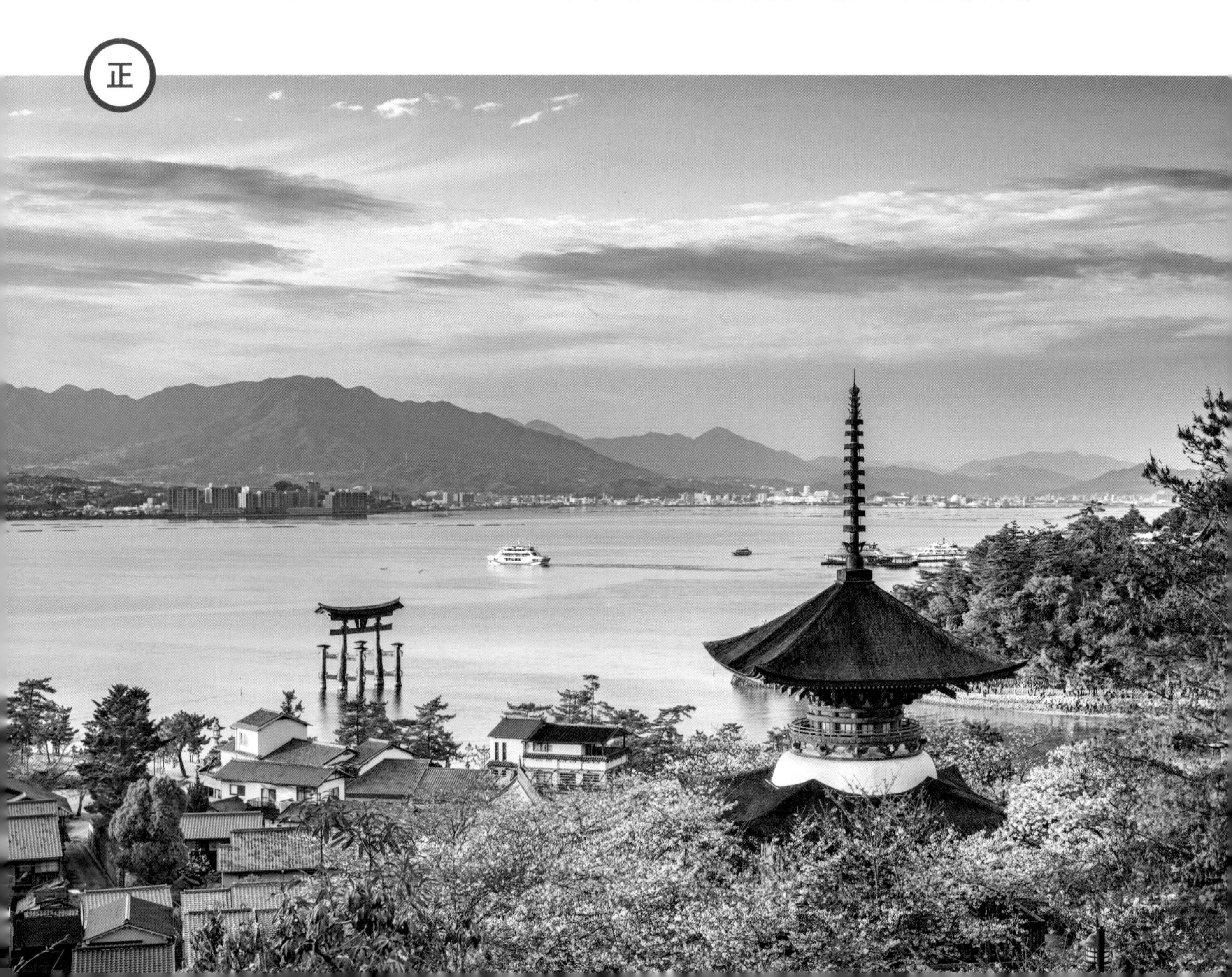

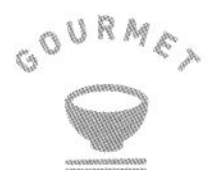

ご当地グルメ

- ☐ お好み焼き
- ☐ 尾道ラーメン
- ☐ カキ料理

ONSEN

主な温泉地

- ☐ 鞆の浦温泉
- ☐ 宮浜温泉
- ☐ 湯来温泉

TOURIST SPOT

主な絶景スポット

- ☐ 鞆の浦 福山市
- ☐ 帝釈峡 庄原市など
- ☐ 広島城 広島市

観光豆知識

レモンや、広島湾で養殖されるカキは全国一の生産量を誇っています。原爆ドームと嚴島神社は世界文化遺産に登録されています。

答えはP109

誤

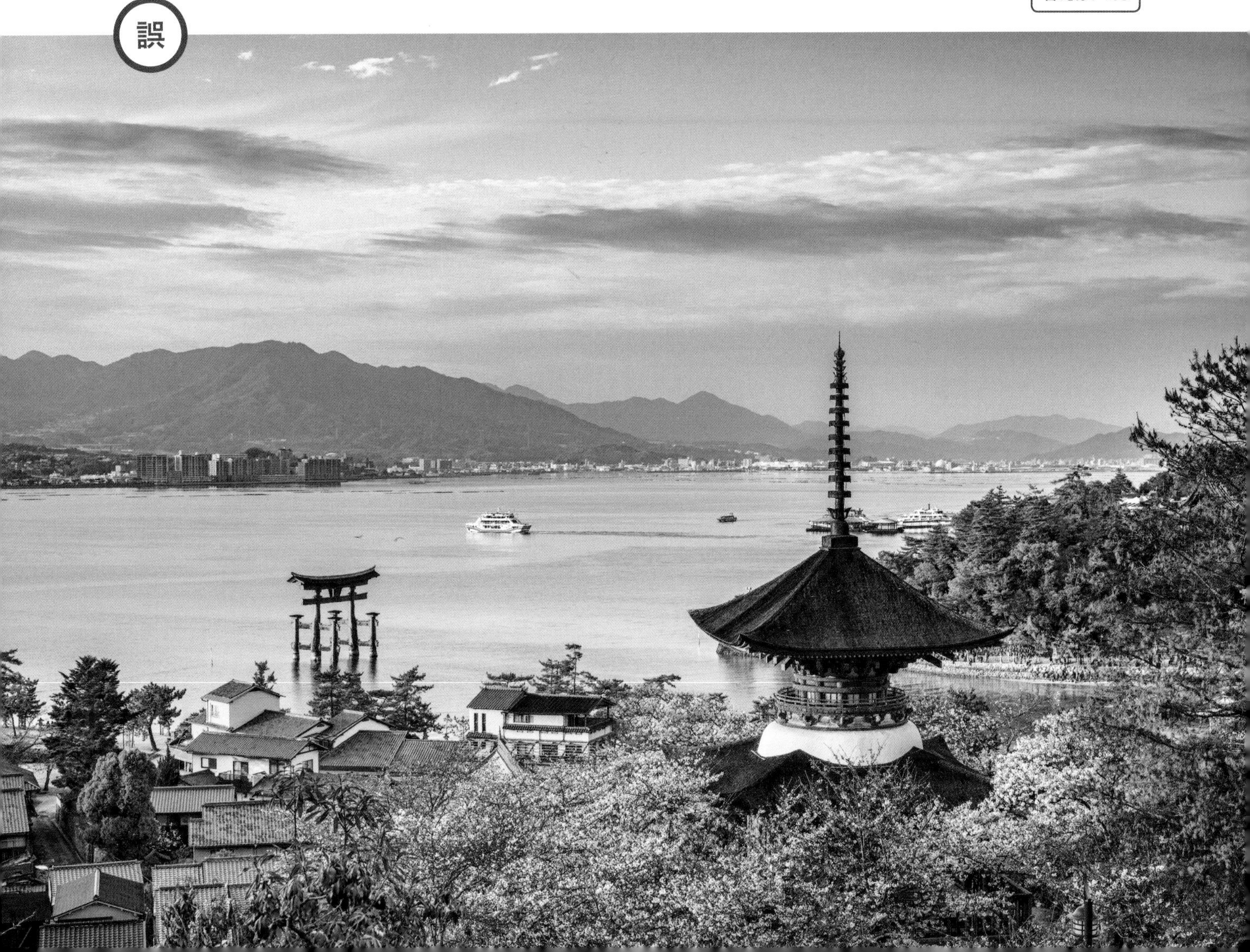

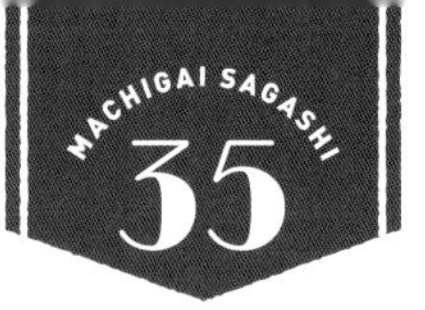

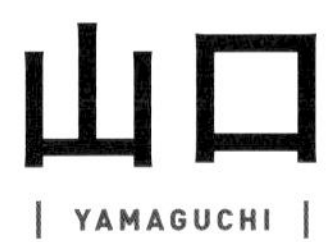

山口

YAMAGUCHI

5つの まちがい を探しましょう

角島大橋（つのしまおおはし）

下関市

本州と角島を結ぶ全長約1780mの大橋で、徒歩や自転車でも通行可能です。一帯は北長門海岸国定公園に指定されています。

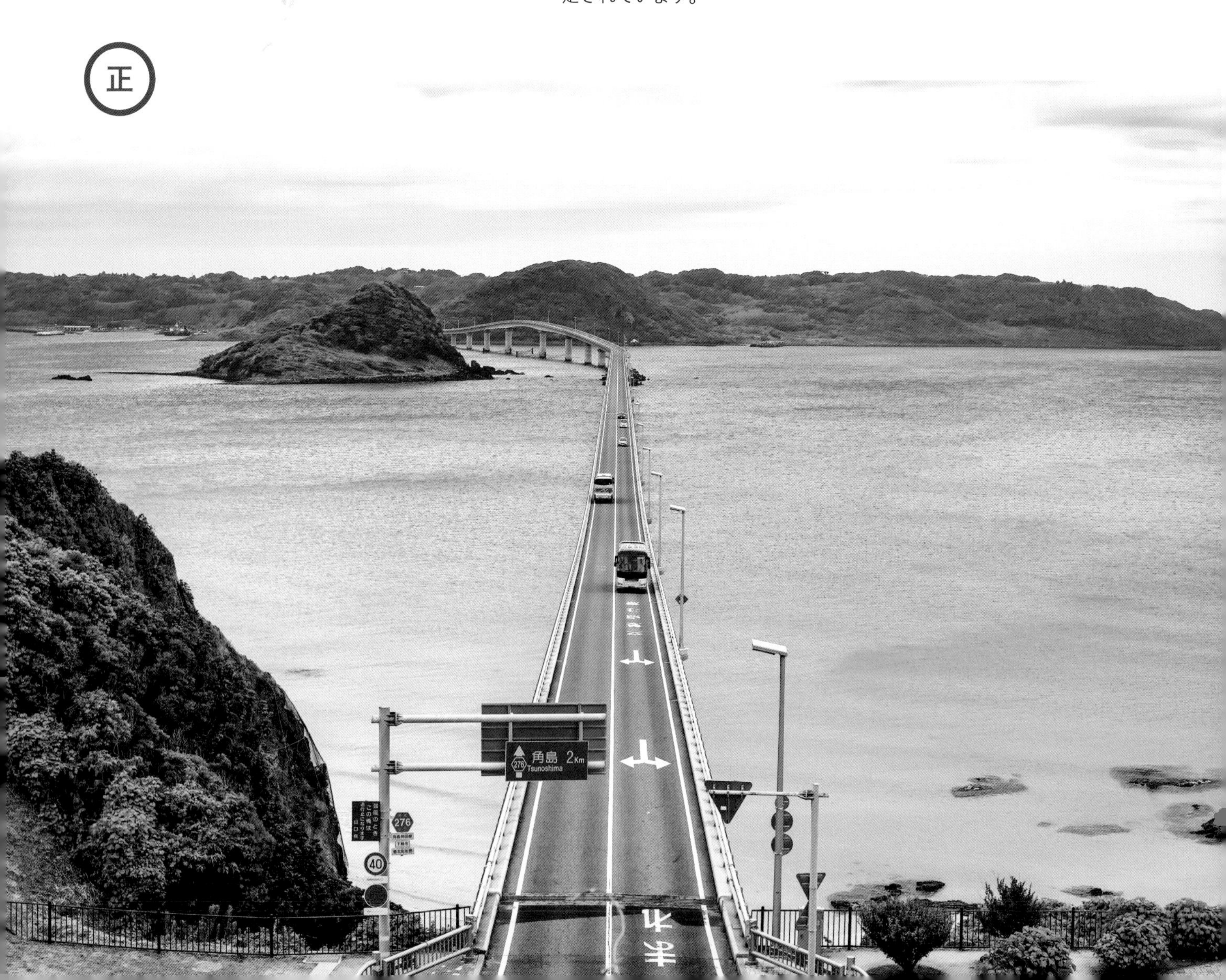

GOURMET
ご当地グルメ

- □ ふぐ料理
- □ みかん鍋
- □ 岩国寿司

ONSEN
主な温泉地

- □ 長門湯本温泉
- □ 萩温泉郷
- □ 湯田温泉

TOURIST SPOT
主な絶景スポット

- □ 秋芳洞 美祢市
- □ 錦帯橋 岩国市
- □ 青海島 長門市

観光豆知識

5連のアーチからなる「錦帯橋」は市民の要望であえて木造で再建されています。江戸時代の風情を伝える萩の城下町も人気です。

答えはP109

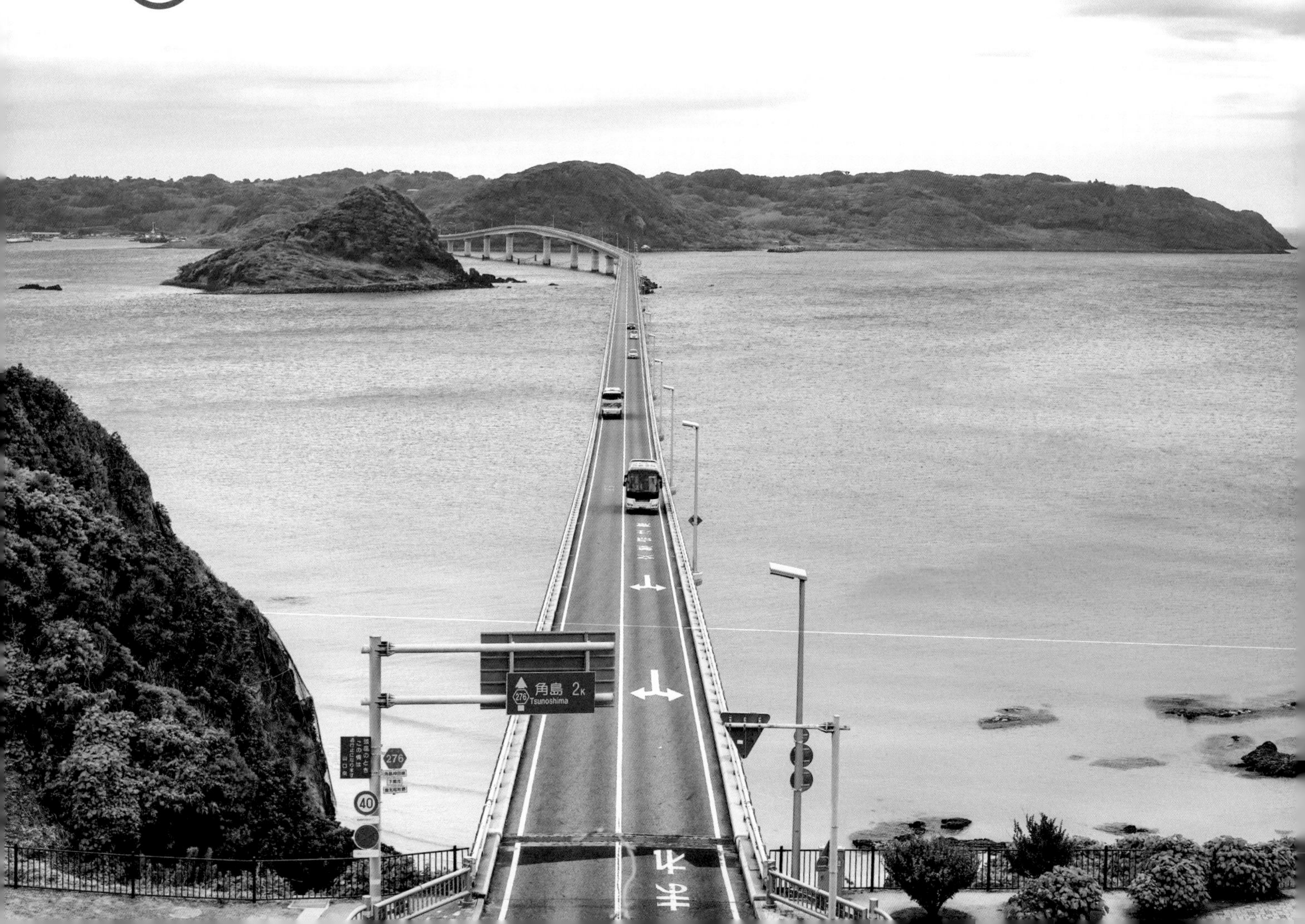

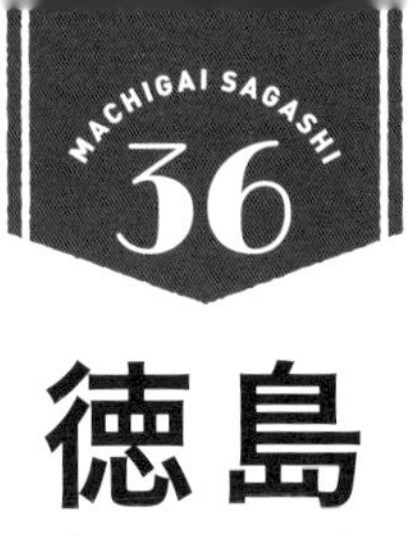

徳島

TOKUSHIMA

5つのまちがいを探しましょう

祖谷（いや）のかずら橋（ばし）

三好市

水面から約14mの高さに位置する祖谷川に架けられたかずら橋は、シラクチカズラを編んで作られています。3年ごとに橋の架け替えが行われます。

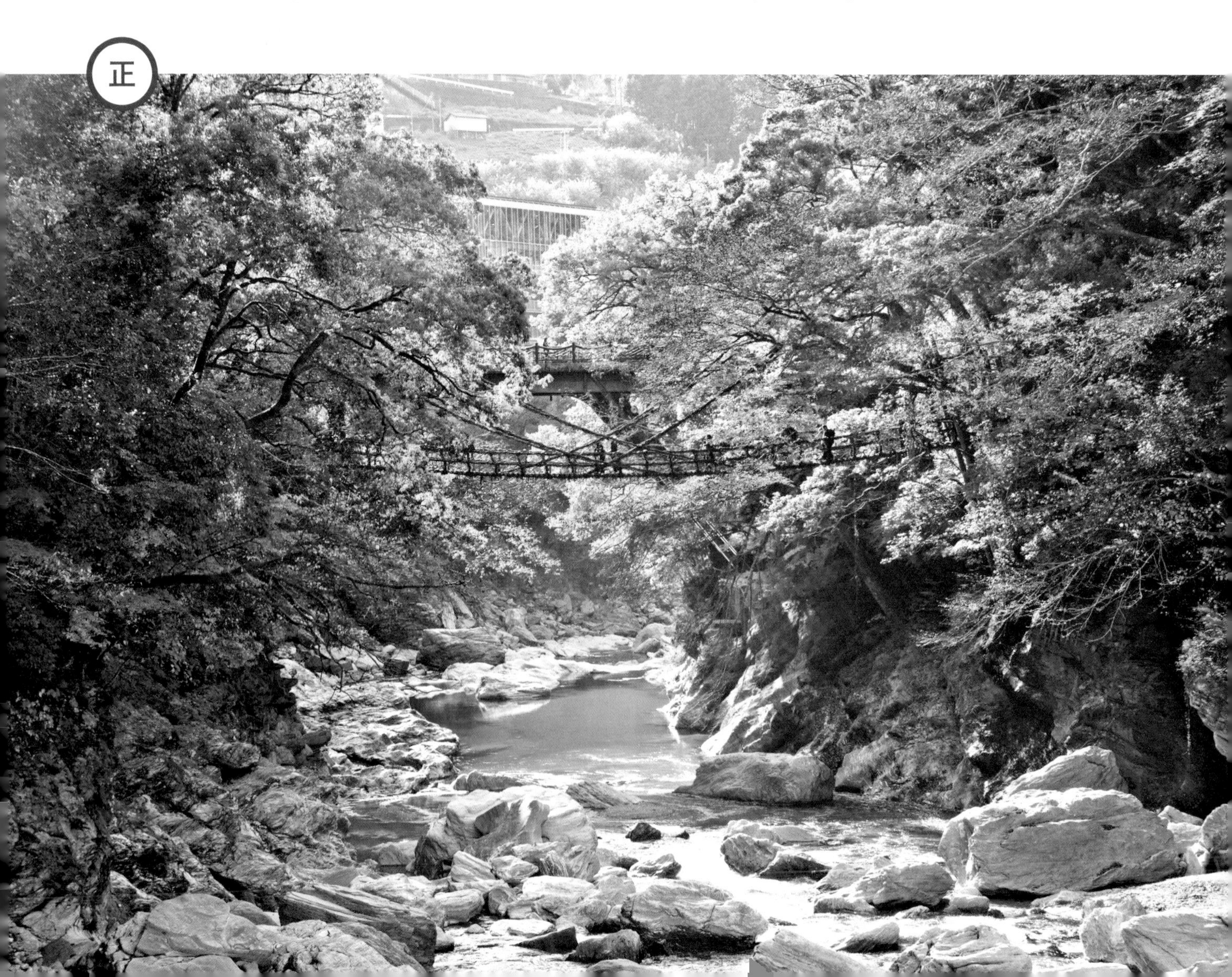

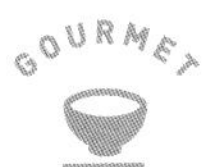

ご当地グルメ

- □ 祖谷そば
- □ 鳴門金時
- □ 徳島ラーメン

ONSEN

主な温泉地

- □ 祖谷温泉
- □ 大歩危温泉
- □ 鳴門温泉

TOURIST SPOT

主な絶景スポット

- □ 鳴門の渦潮 鳴門市など
- □ 大歩危・小歩危 三好市など
- □ 剣山 三好市など

観光豆知識

阿波踊りや阿波人形浄瑠璃など伝統芸能文化が息づいています。すだちは徳島を代表する名産品で全国シェアの98%以上を占めます。

答えはP109

誤

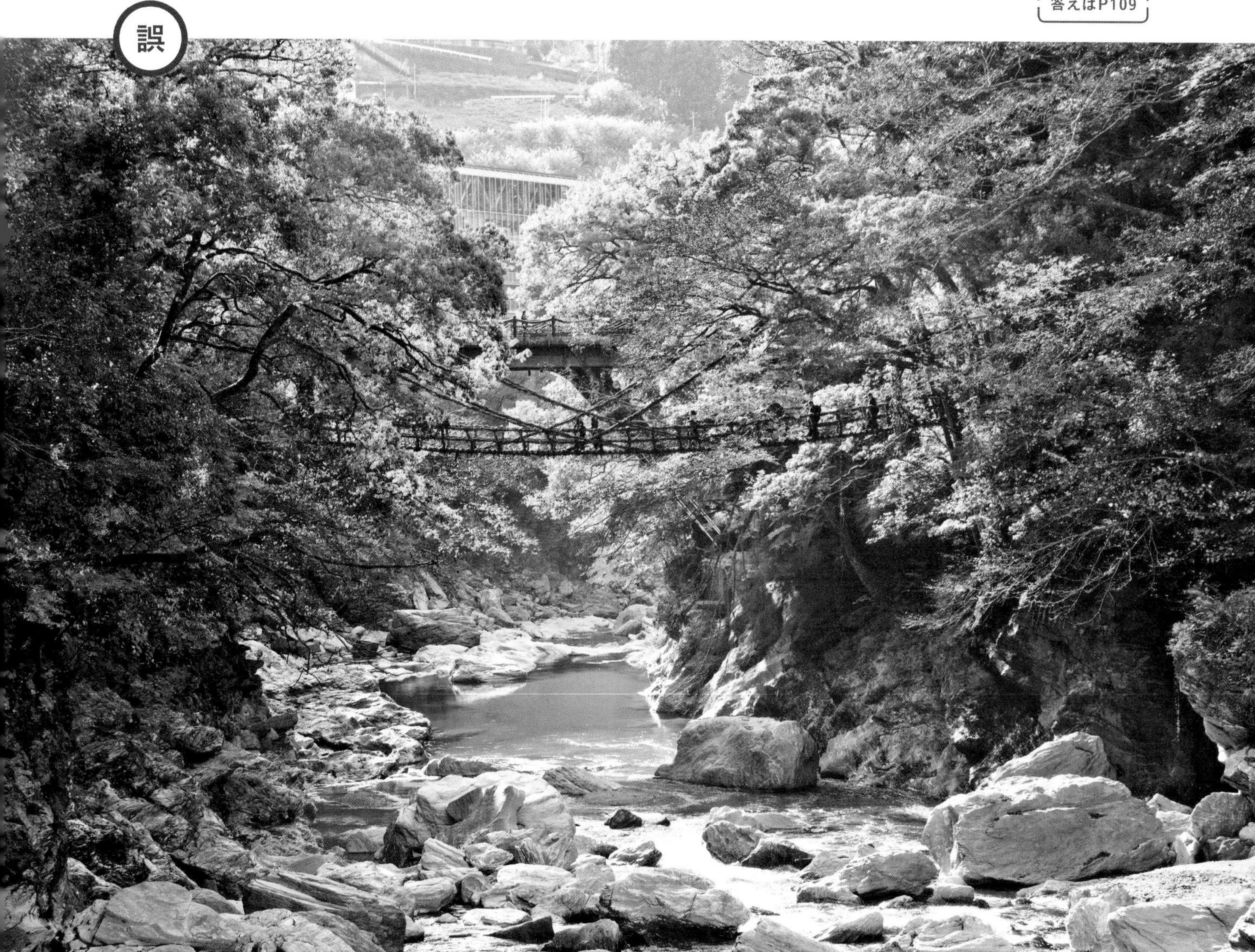

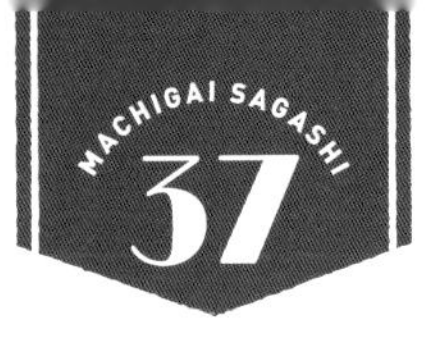

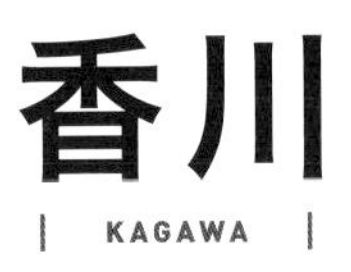

5つの まちがい を探しましょう

エンジェルロード

小豆郡

小豆島から中余島まで延びる砂の道で、「恋人の聖地」としても知られています。道ができるのは干潮前後の約6時間で、1日1～2回のみ現れるレア絶景です。

正

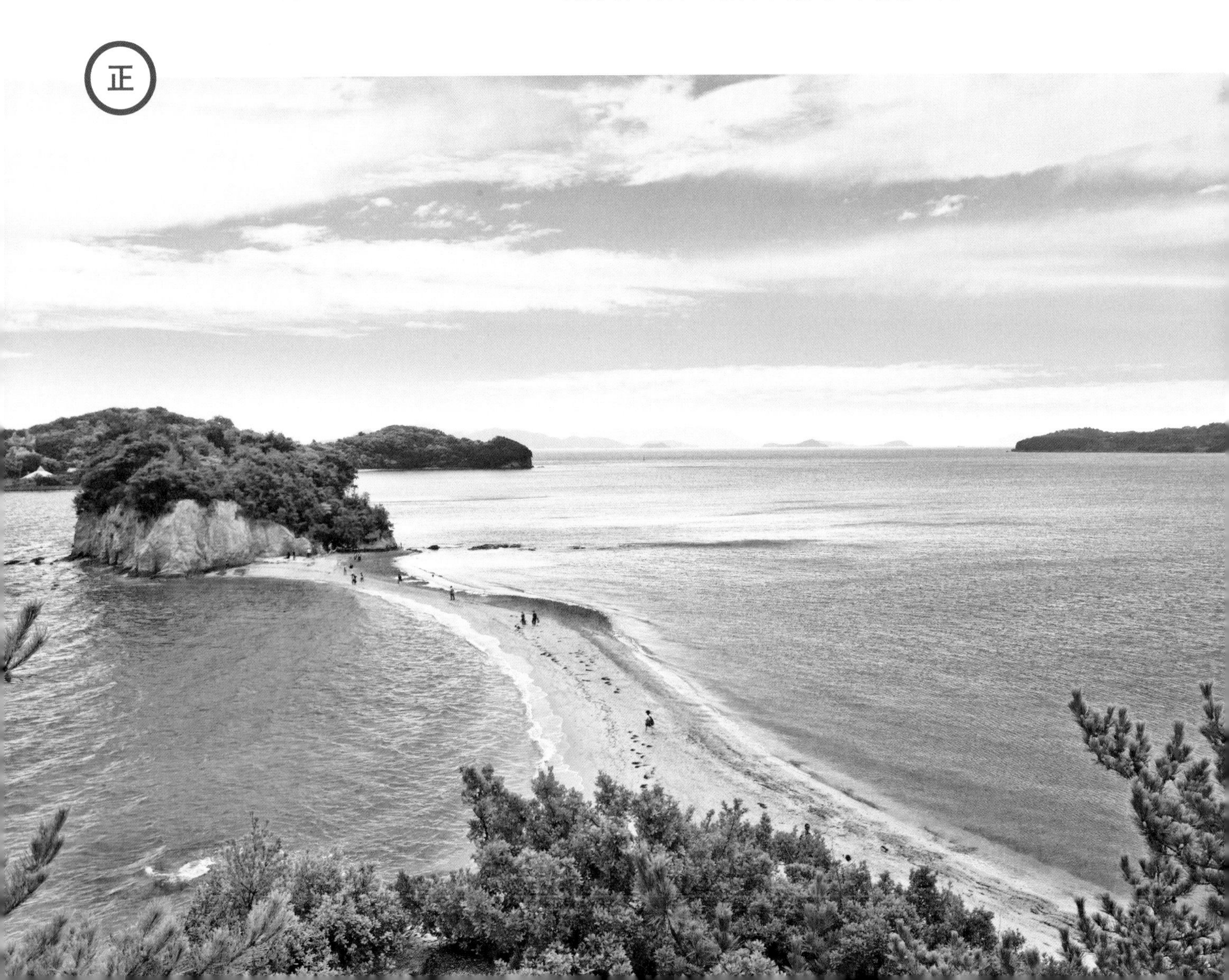

GOURMET

ご当地グルメ

- □ 讃岐うどん
- □ 骨付鶏
- □ オリーブ

ONSEN

主な温泉地

- □ 塩江温泉郷
- □ 小豆島温泉
- □ こんぴら温泉

TOURIST SPOT

主な絶景スポット

- □ 瀬戸大橋　坂出市など
- □ 小豆島オリーブ公園　小豆島町
- □ 寒霞渓　小豆島町

観光豆知識

小豆島を中心にオリーブの栽培が盛んで、生産量は第一位です。特別名勝の栗林公園や、1368段の石段がある金刀比羅宮が有名です。

答えはP110

誤

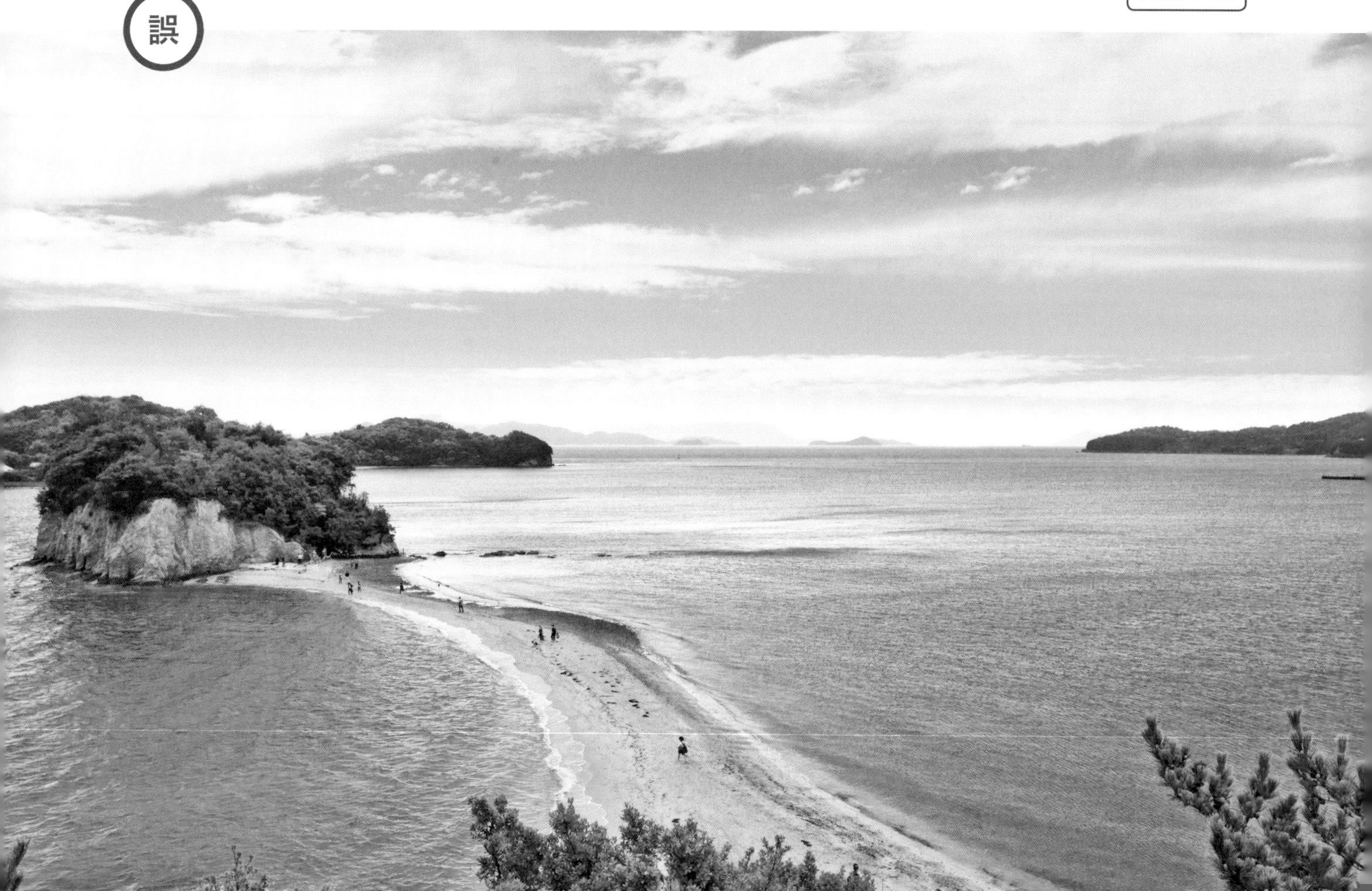

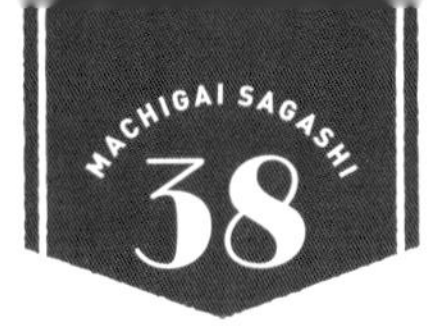

愛媛

EHIME

5つの まちがい を探しましょう

来島海峡大橋(くるしまかいきょうおおはし)　今治市

愛媛県今治市と広島県尾道市を結ぶしまなみ海道で、最も長い橋です。夕日が沈むサンセットビューも、ライトアップされる夜景もいずれもうっとりさせられます。

正

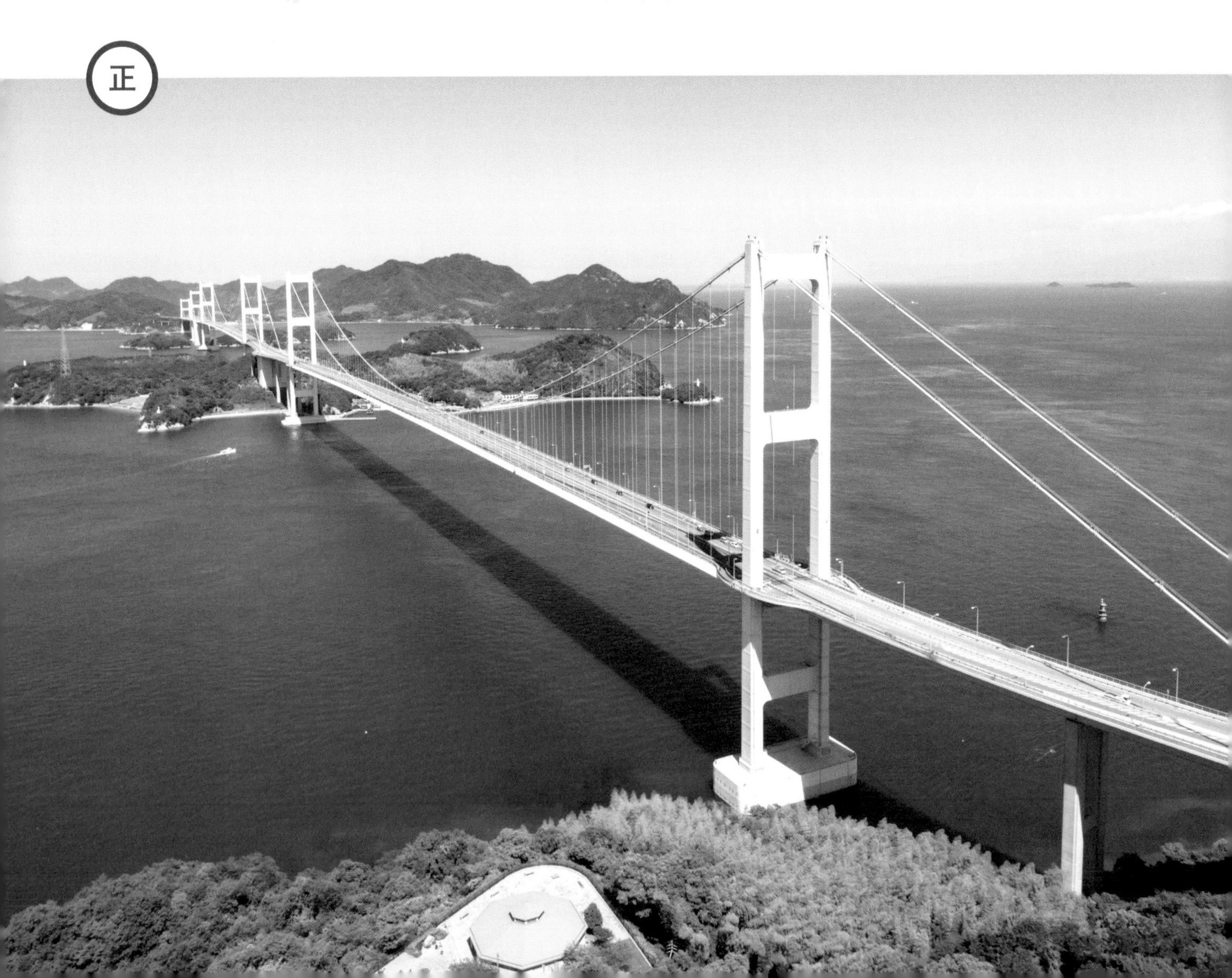

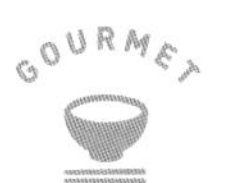

ご当地グルメ

- [ ] 鯛めし
- [ ] 今治ラーメン
- [ ] 三津浜焼き

ONSEN

主な温泉地

- [ ] 道後温泉
- [ ] 鈍川温泉
- [ ] 湯ノ浦温泉

TOURIST SPOT

主な絶景スポット

- [ ] 石鎚山　久万高原町など
- [ ] 面河渓　久万高原町
- [ ] 佐田岬　伊方町

観光豆知識

造船業やタオルなどの製造業が発達していて、いよかん、みかんなどの栽培も盛んです。道後温泉は最も古い歴史を持つ温泉の一つです。

答えはP110

誤

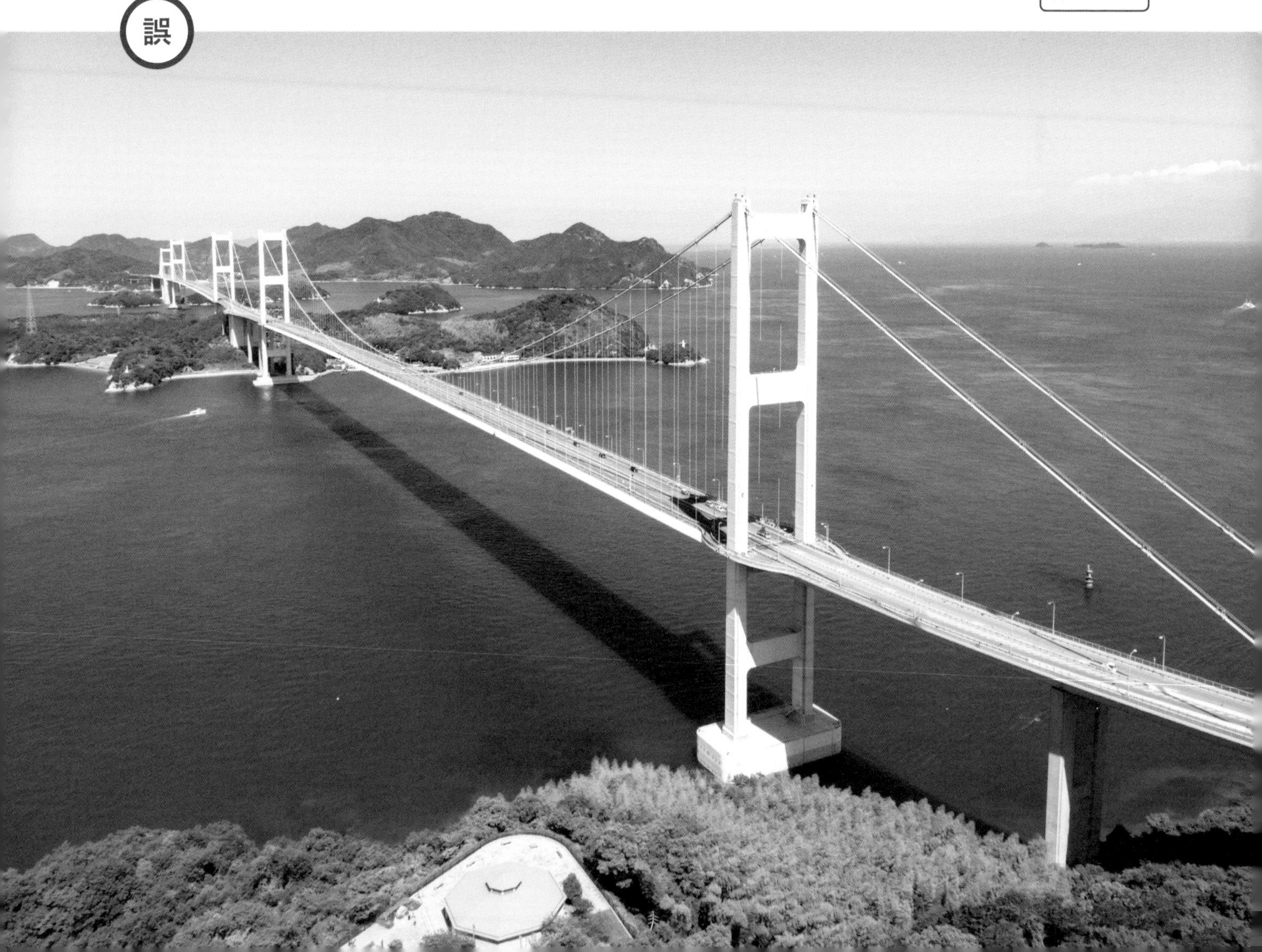

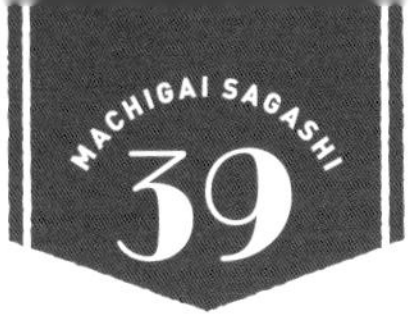

高知

KOCHI

5つの まちがい を探しましょう

北川村「モネの庭」マルモッタン　北川村

印象派を代表する画家、クロード・モネの自邸の庭を再現しています。睡蓮の花がきれいに咲き誇る「水の庭」は幻想的な雰囲気を醸し出します。

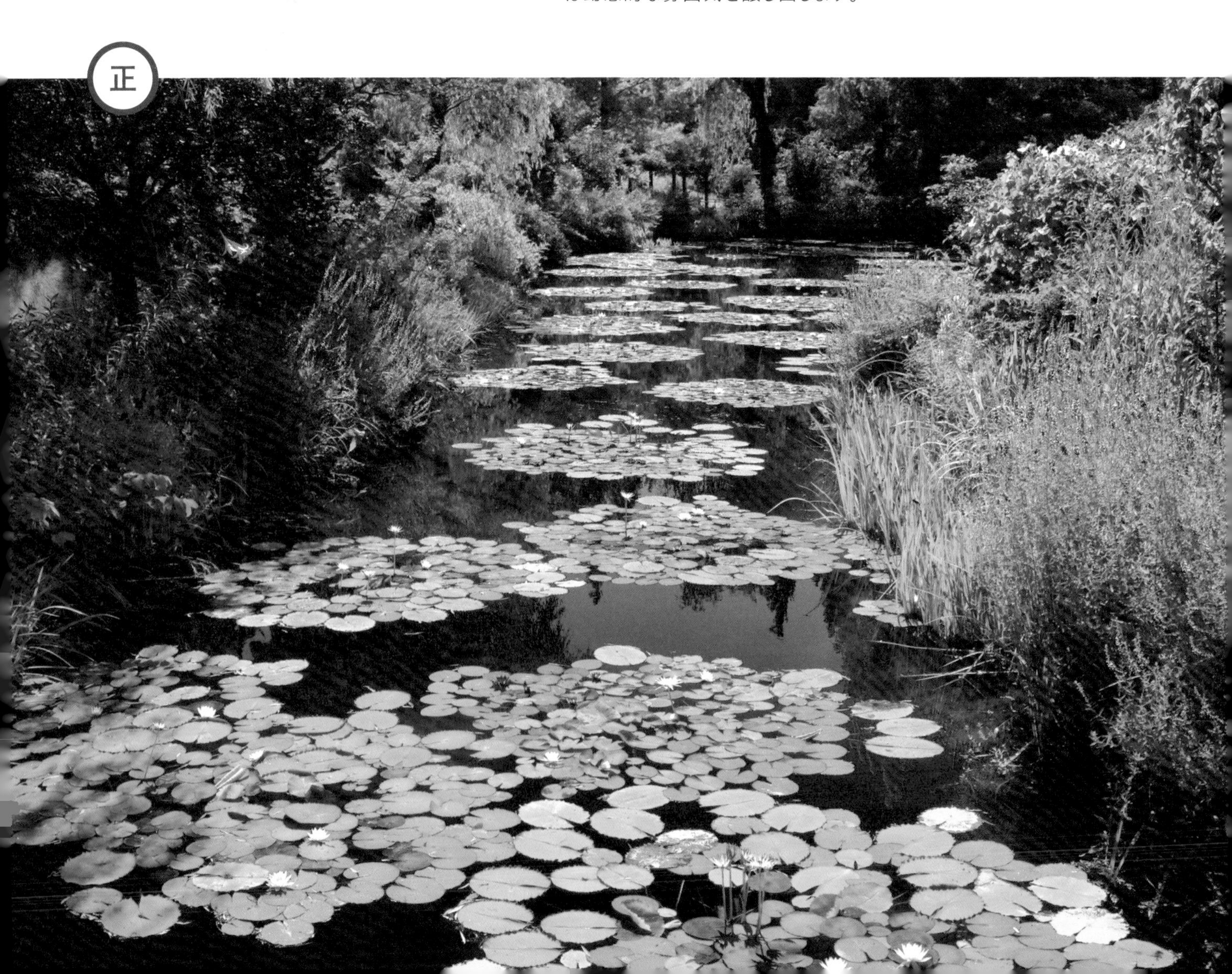

GOURMET

ご当地グルメ

- [ ] かつおのたたき
- [ ] 皿鉢料理
- [ ] 八幡浜ちゃんぽん

ONSEN

主な温泉地

- [ ] あしずり温泉郷
- [ ] 北川村温泉
- [ ] 黒潮温泉

TOURIST SPOT

主な絶景スポット

- [ ] にこ淵　いの町
- [ ] 四万十川　四万十市
- [ ] 桂浜　高知市

観光豆知識

清流として名高い四万十川や仁淀ブルーとして知られる仁淀川、きれいな弓の形をした桂浜など、自然豊かなスポットが満載です。

答えはP110

誤

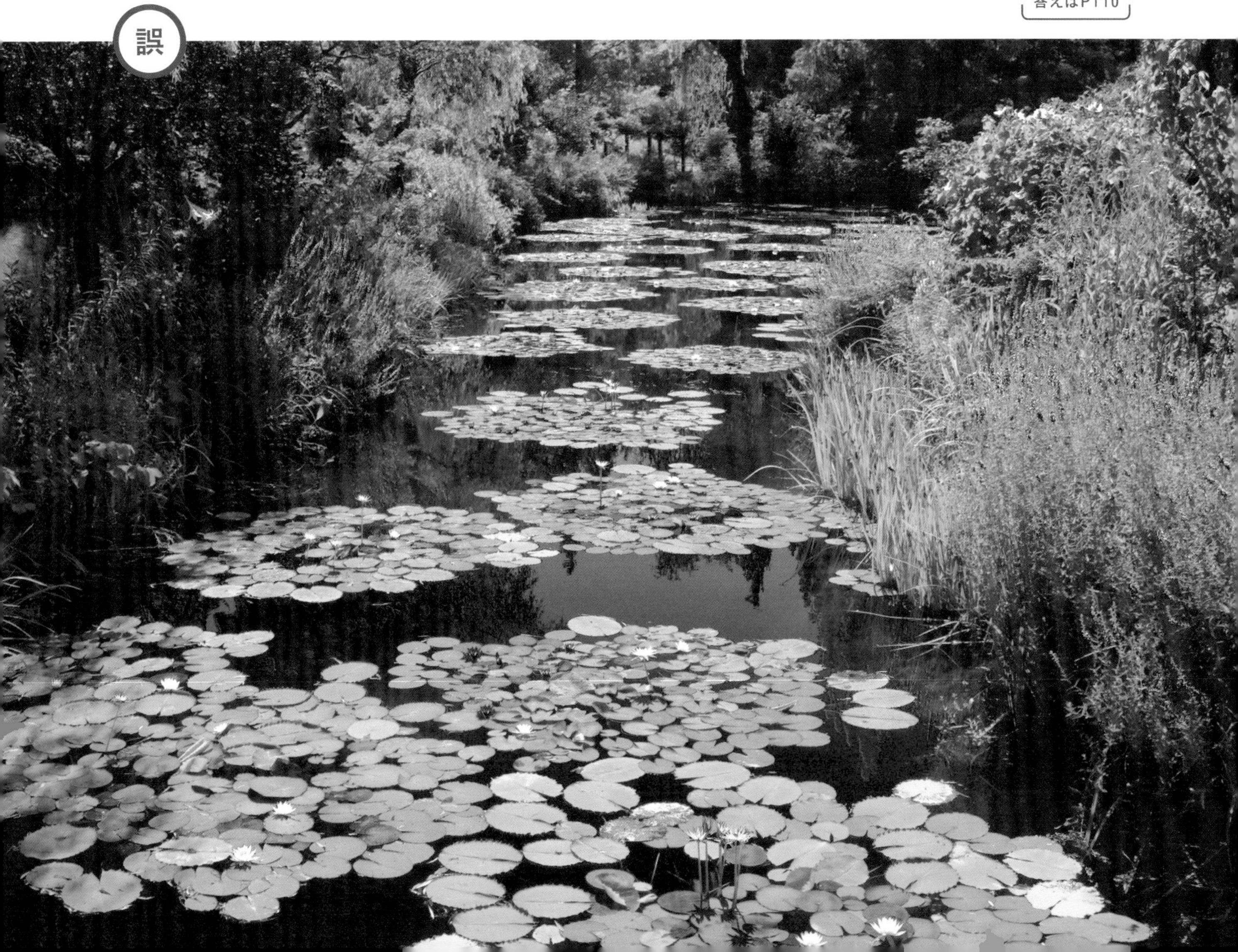

福岡

FUKUOKA

5つのまちがいを探しましょう

篠栗九大の森（ささぐりきゅうだいのもり）

篠栗町

約17ヘクタールの「森」の中に、約50種の常緑広葉樹と約40種の落葉広葉樹が生育しています。異空間のような、幻想的な光景が広がります。

正

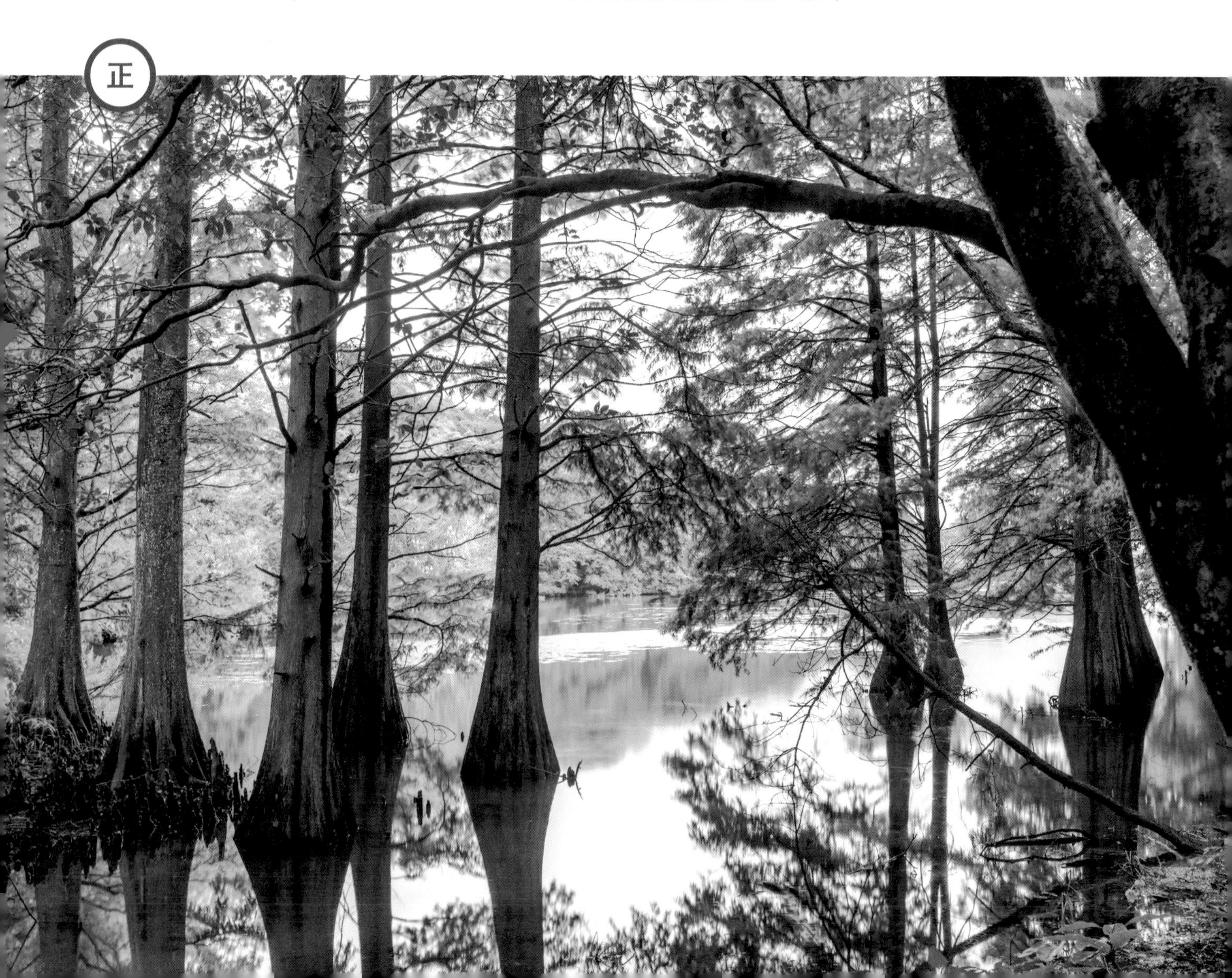

GOURMET

ご当地グルメ

- [ ] もつ鍋
- [ ] 辛子明太子
- [ ] 水炊き

ONSEN

主な温泉地

- [ ] 原鶴温泉
- [ ] 二日市温泉
- [ ] 脇田温泉

TOURIST SPOT

主な絶景スポット

- [ ] 宮地嶽神社の光の道 福津市
- [ ] 門司港駅 北九州市
- [ ] 関門海峡 北九州市など

観光豆知識

学問の神様として有名な菅原道真をまつる太宰府天満宮や、柳川お堀巡りなどが有名。中洲地区に並ぶ屋台も人気スポットの一つです。

答えはP110

誤

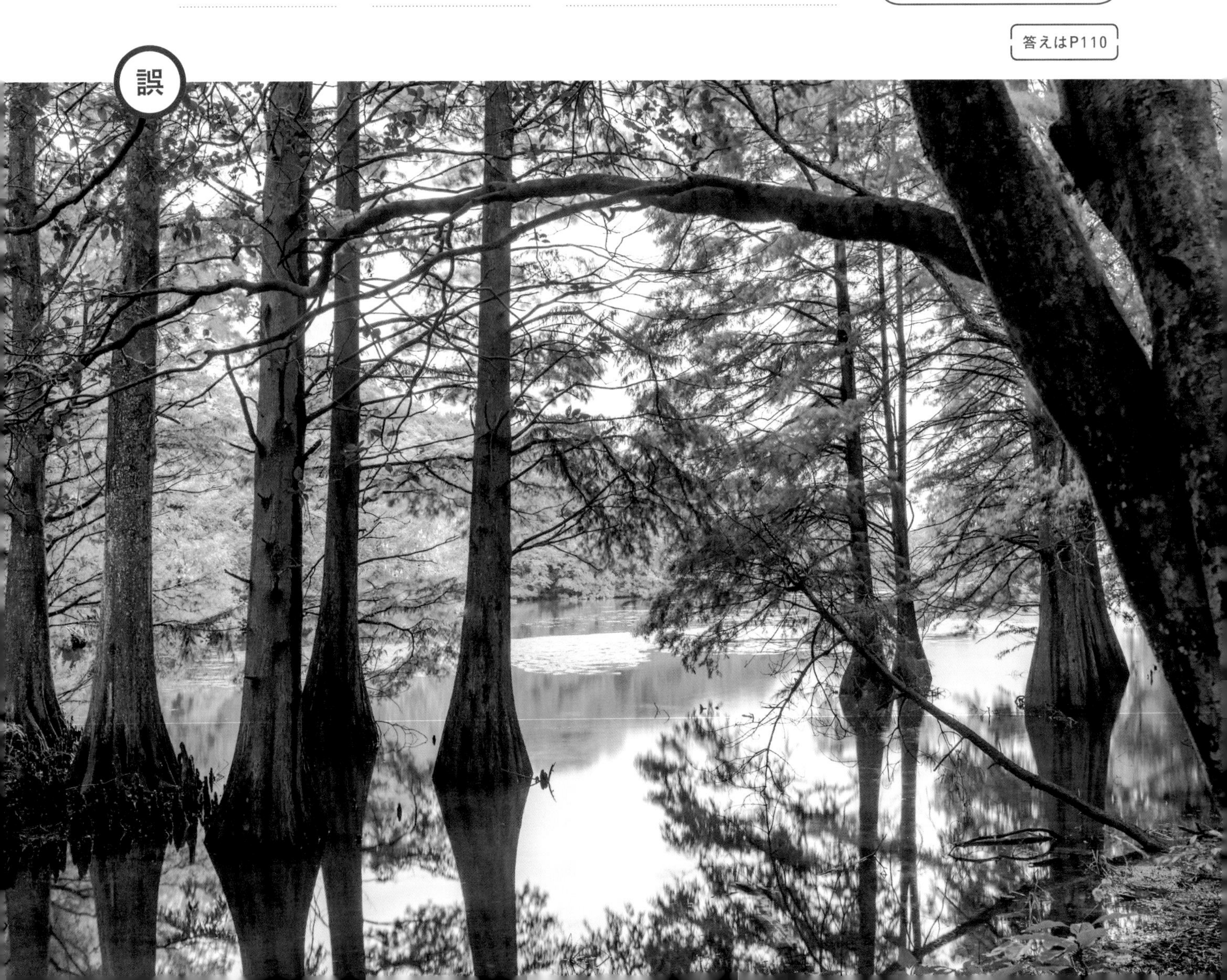

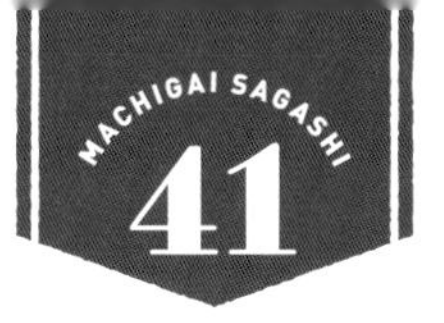

佐賀

SAGA

5つのまちがいを探しましょう

佐賀インターナショナルバルーンフェスタ　佐賀市

毎年10月下旬から11月上旬にかけて開催されるアジア最大級の国際熱気球競技大会です。一斉に離陸する色とりどりのバルーンが、秋空に美しく映えます。

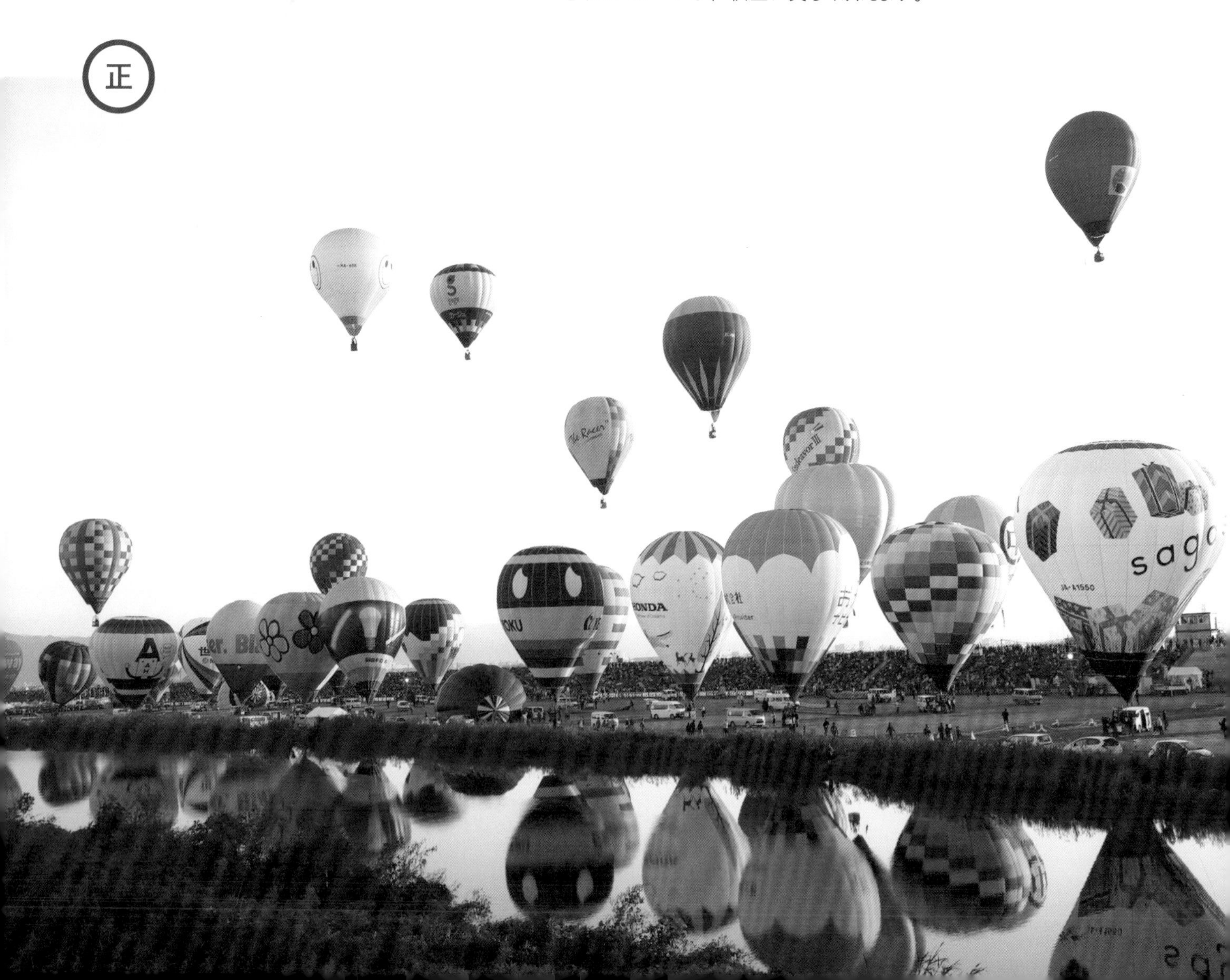

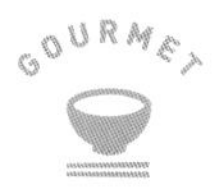
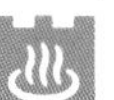

GOURMET
ご当地グルメ
- 呼子イカバーガー
- シシリアンライス
- 有田焼カレー

ONSEN
主な温泉地
- 嬉野温泉
- 武雄温泉
- 古湯温泉

TOURIST SPOT
主な絶景スポット
- 七ツ釜　唐津市
- 虹の松原　唐津市
- 御船山楽園　武雄市

観光豆知識

伊万里焼、有田焼などの磁器が人気です。弥生時代の大規模な環濠集落・吉野ヶ里遺跡は、古代の日本を知る貴重な史跡です。

答えはP110

誤

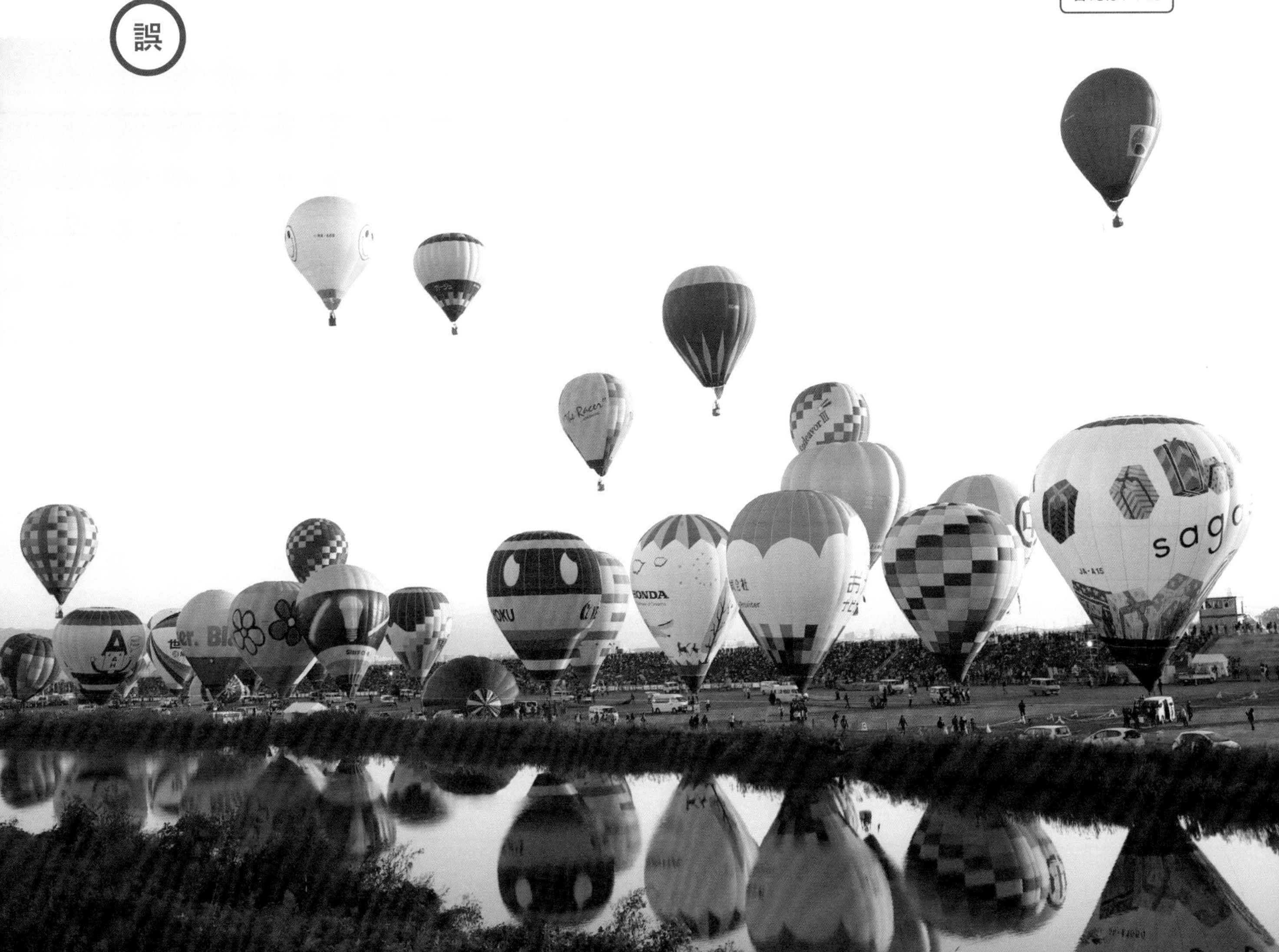

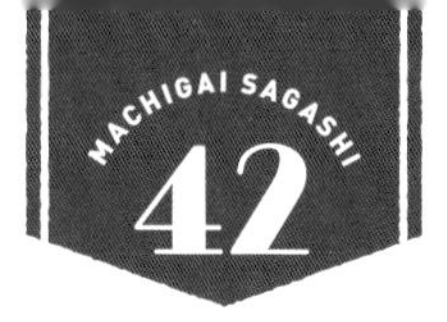

長崎

NAGASAKI

5つのまちがいを探しましょう

長崎(ながさき)の夜景(やけい)

長崎市

宝石のように煌めく長崎市街に思わず息を呑んでしまいます。日本三大夜景の称号を持つほど、鮮やかな夜景が広がっています。

正

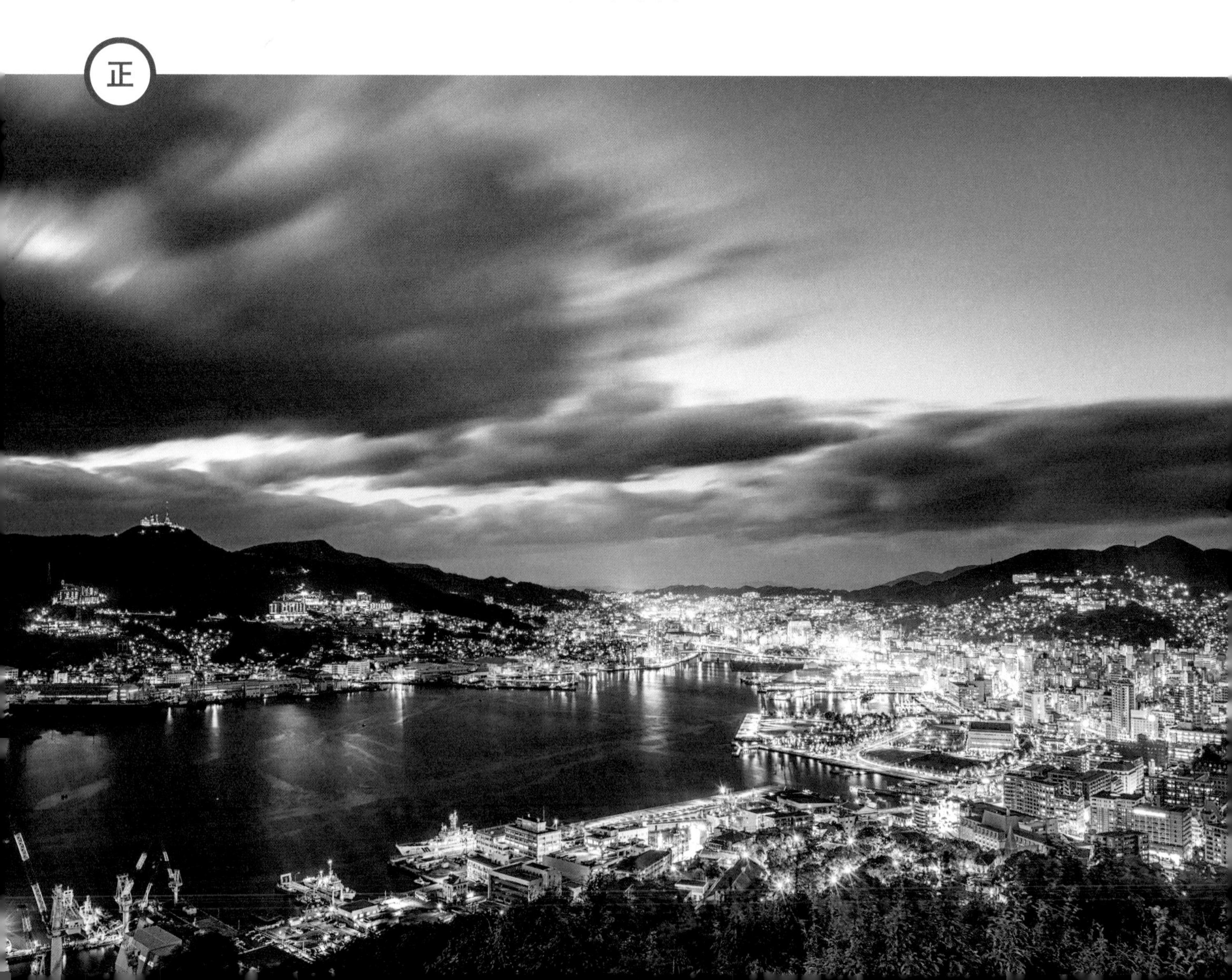

GOURMET

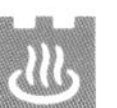

ONSEN

TOURIST SPOT

ご当地グルメ

- □ 長崎ちゃんぽん
- □ 卓袱料理
- □ 佐世保バーガー

主な温泉地

- □ 雲仙温泉
- □ 小浜温泉
- □ 島原温泉

主な絶景スポット

- □ 九十九島 佐世保市など
- □ グラバー園 長崎市
- □ 軍艦島 長崎市

観光豆知識

古くから海外との交流が盛んだったため、独特な文化が発達しています。長崎みやげの定番カステラは、ポルトガルからもたらされました。

答えはP110

誤

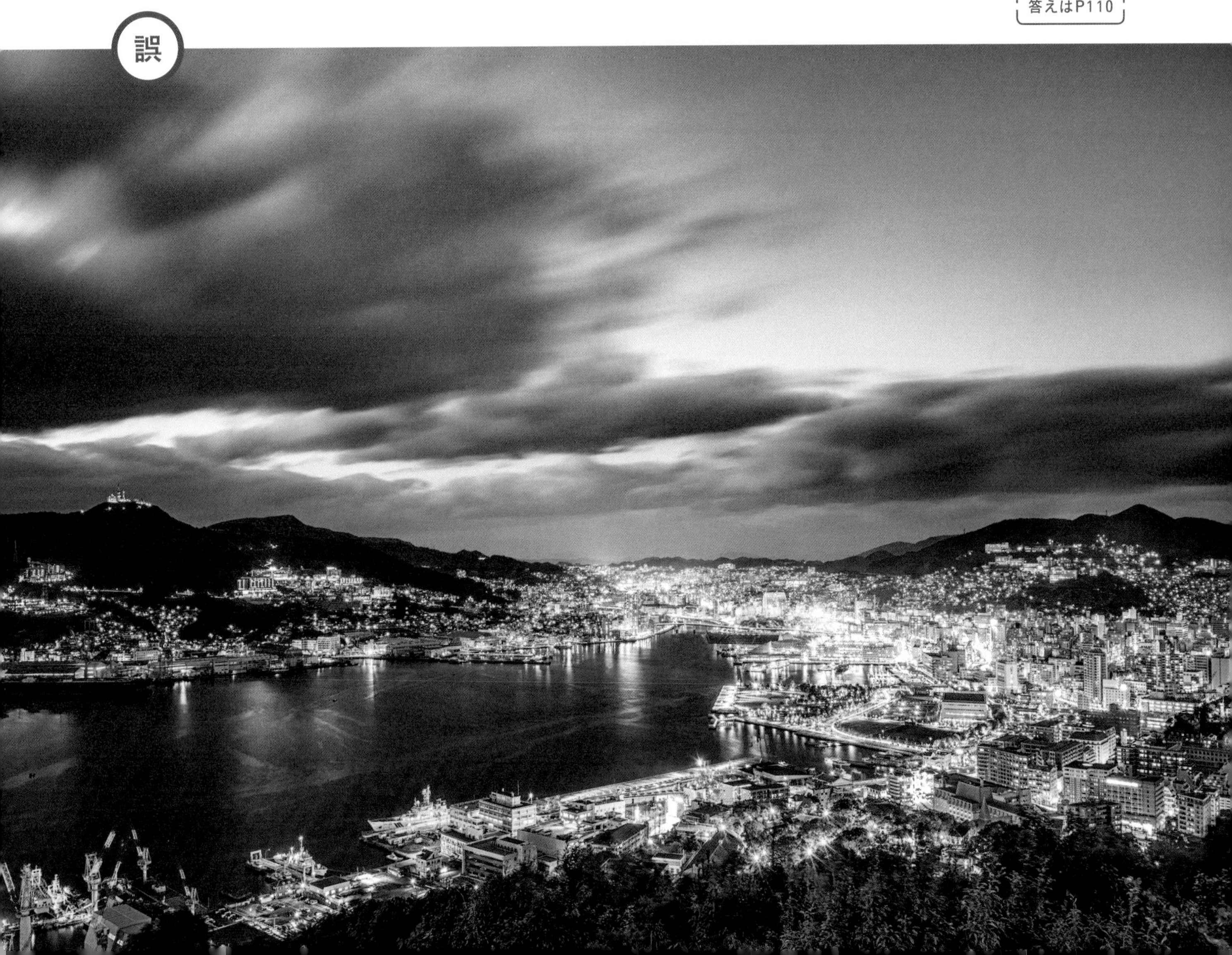

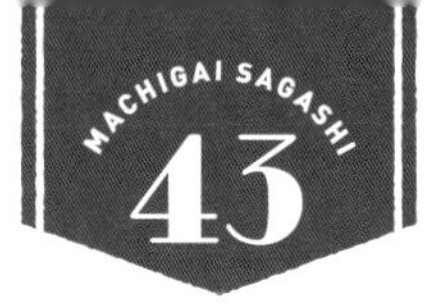

熊本

KUMAMOTO

5つの まちがい を探しましょう

米塚（こめづか）　阿蘇市

高さ約80mで、約3300年前の噴火で形成されたと言われています。斜面はやわらかな草原に覆われているので、春から夏にかけて緑一色に染まった景色を見ることができます。

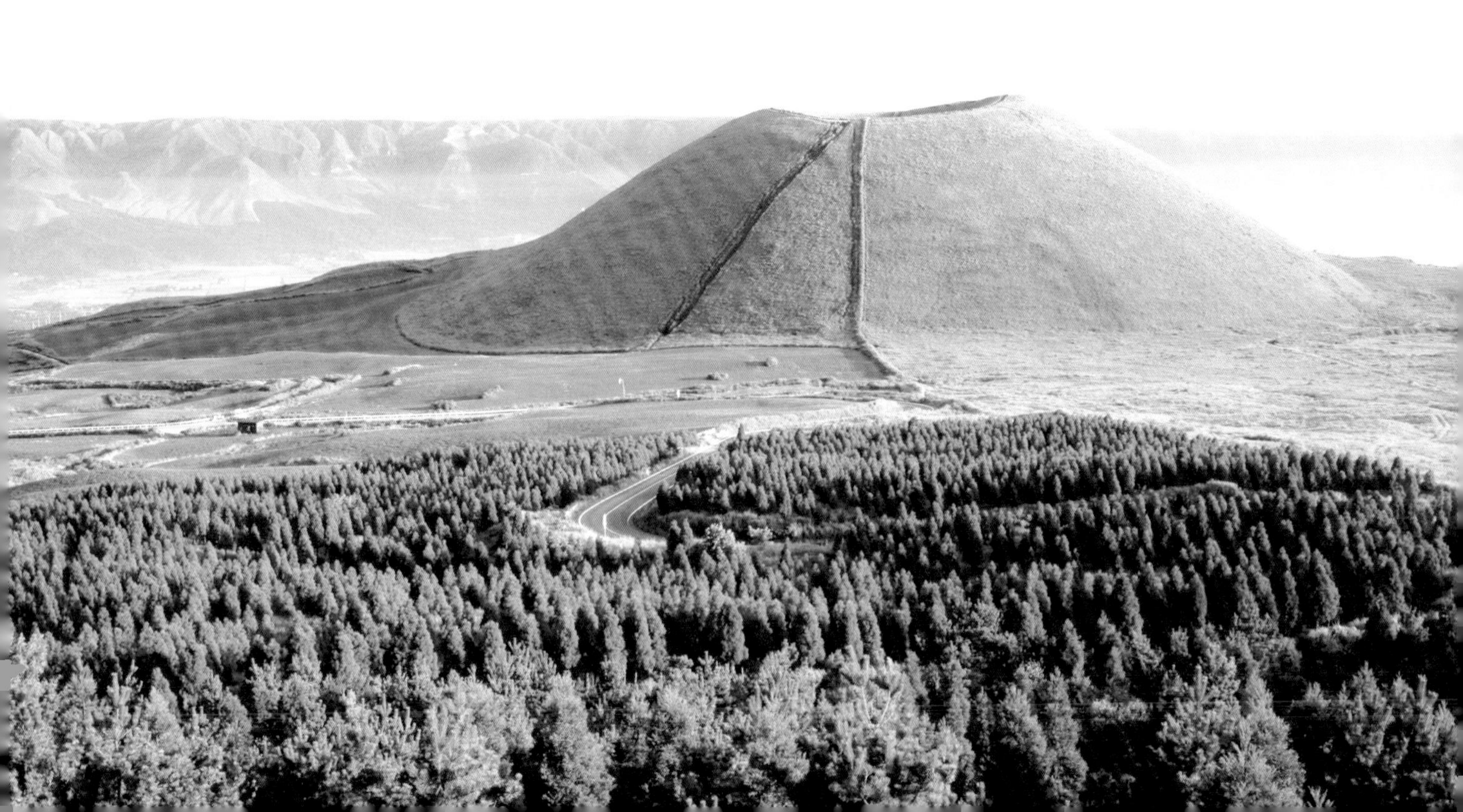

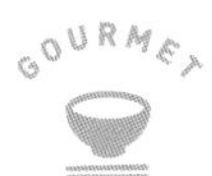

ご当地グルメ

- □ からしれんこん
- □ 馬刺し
- □ 熊本ラーメン

主な温泉地

- □ 黒川温泉
- □ 杖立温泉
- □ 人吉温泉

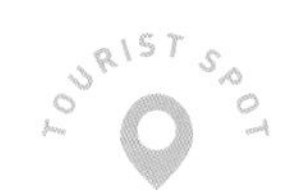

主な絶景スポット

- □ 鍋ヶ滝 小国町
- □ 草千里ヶ浜 阿蘇市
- □ 球泉洞 球磨村

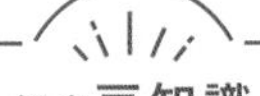

観光豆知識

農業が盛んで、い草やトマト、すいかは生産量第一位を誇ります。阿蘇山外輪山の内側のカルデラは世界最大級です。

答えはP111

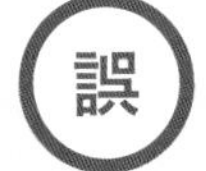

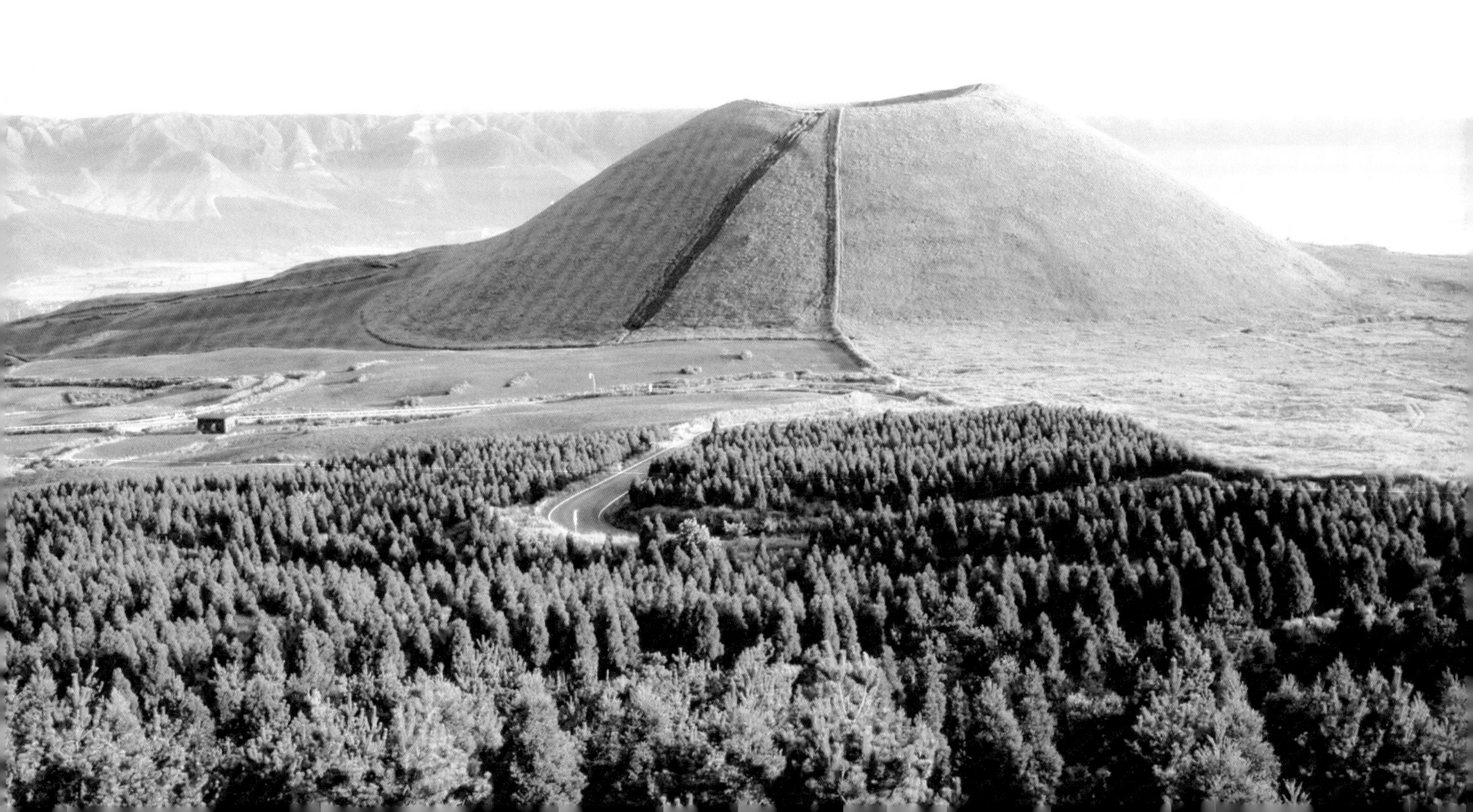

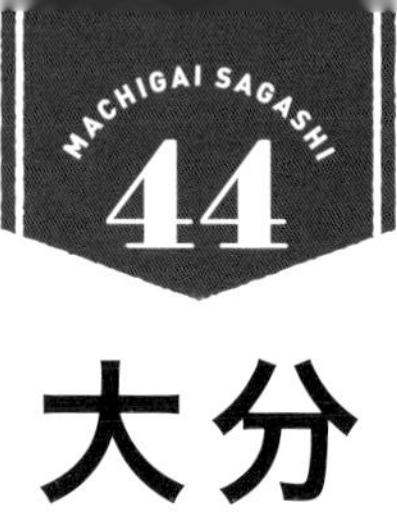

大分

OITA

5つのまちがいを探しましょう

由布岳(ゆふだけ)

由布市

由布岳をバックに見られる、黄色の菜の花とピンクの桜、そして由布盆地を流れる大分川との絶妙なコントラストが美しいスポットです。

正

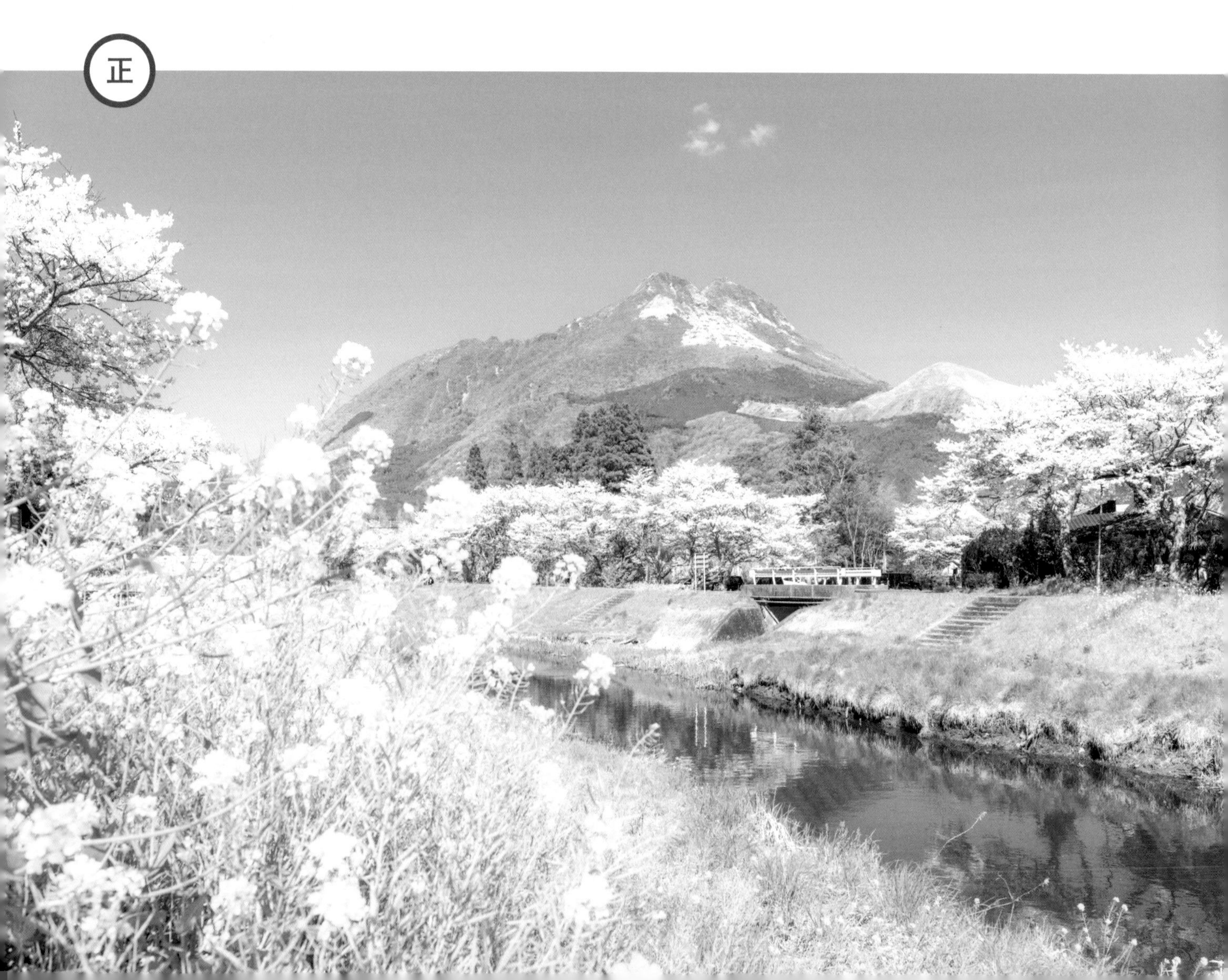

GOURMET
ご当地グルメ

- [ ] とり天
- [ ] 中津からあげ
- [ ] 日田焼きそば

ONSEN
主な温泉地

- [ ] 別府温泉
- [ ] 由布院温泉
- [ ] 長湯温泉

TOURIST SPOT
主な絶景スポット

- [ ] 金鱗湖　由布市
- [ ] 御輿来海岸　宇土市
- [ ] 耶馬渓　中津市

観光豆知識

源泉数・湧出量ともに日本一を誇る別府温泉や、美しい由布岳の山麓に広がる由布院温泉など、日本で一番温泉が湧く温泉大国です。

答えはP111

誤

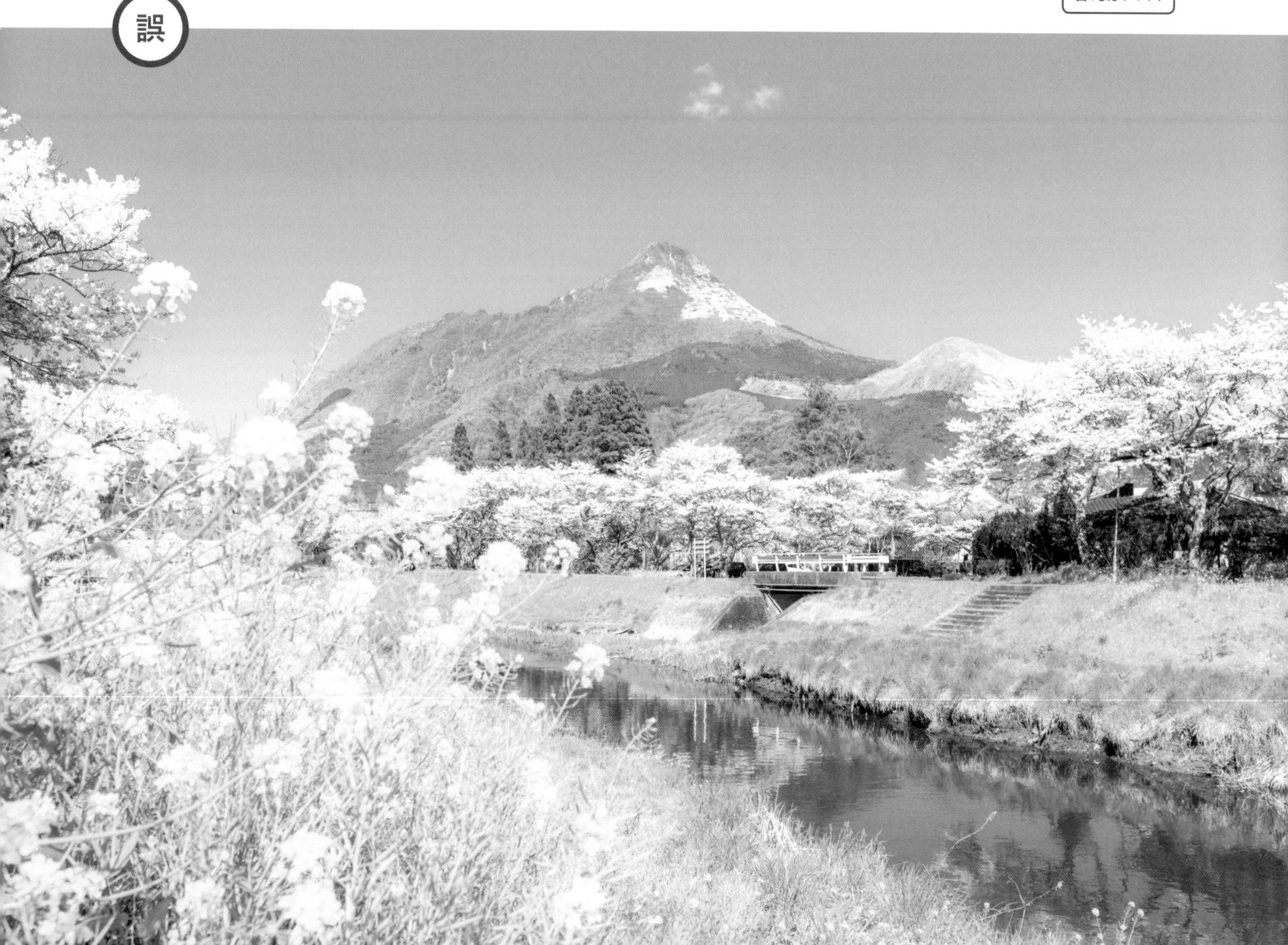

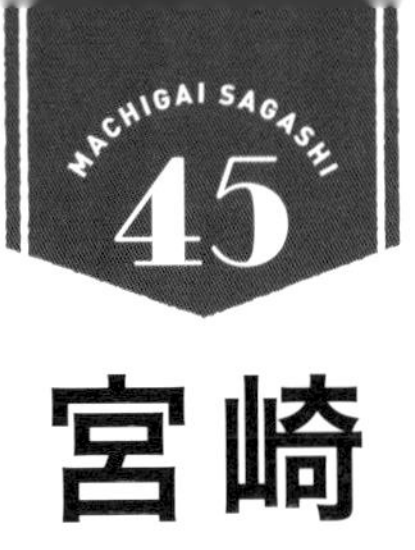

宮崎

MIYAZAKI

5つのまちがいを探しましょう

高千穂峡（たかちほきょう）　高千穂町

かつての阿蘇山大噴火による火砕流が侵食されてできた高さ約80～100mの圧巻の渓谷美です。ボートに乗って近くで眺めることもできます。

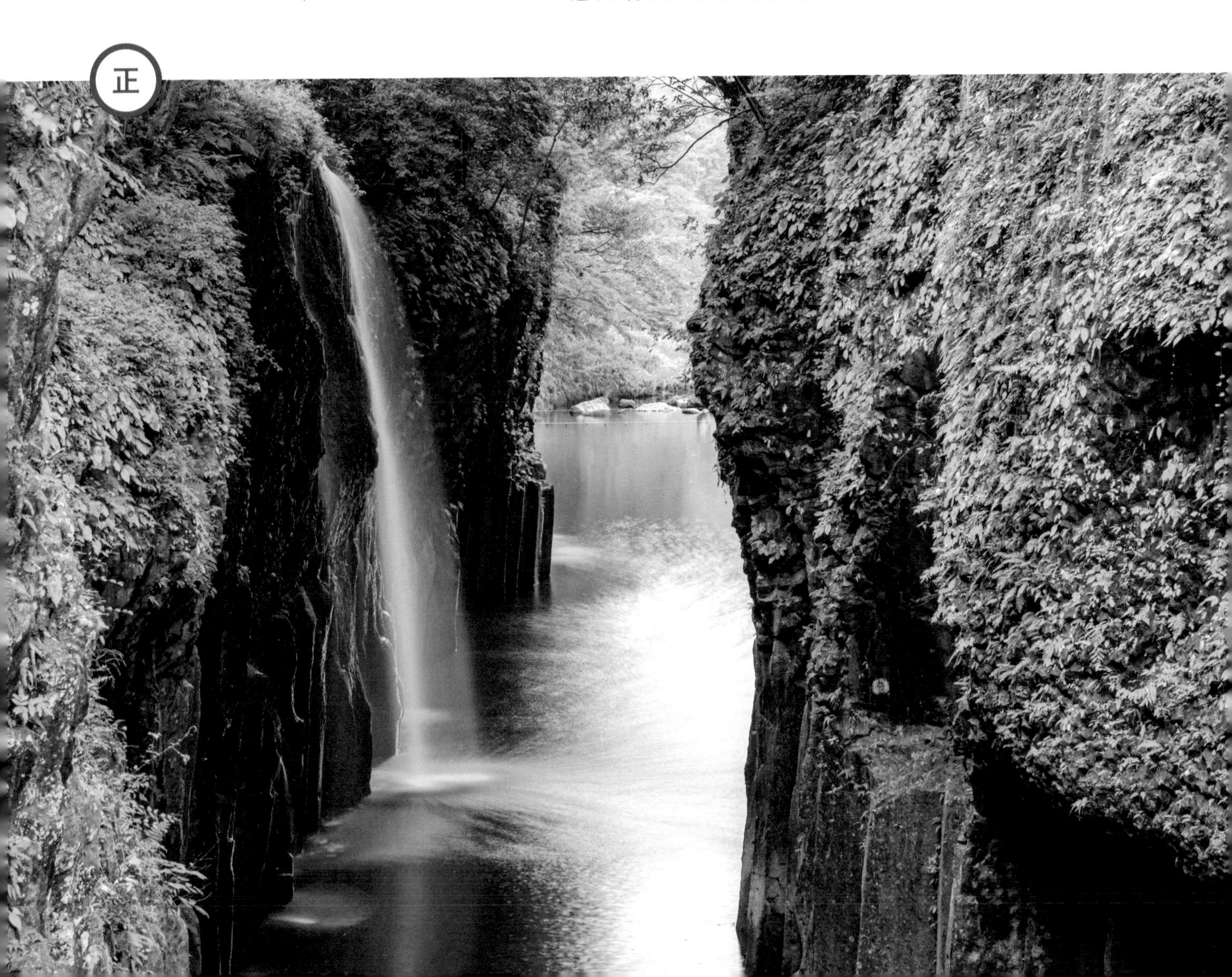

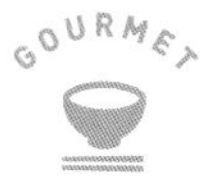

ご当地グルメ

- □ チキン南蛮
- □ 完熟マンゴー
- □ 地鶏の炭火焼き

ONSEN

主な温泉地

- □ 青島温泉
- □ 北郷温泉
- □ えびの高原温泉

TOURIST SPOT

主な絶景スポット

- □ えびの高原 えびの市
- □ 青島海岸 宮崎市
- □ 馬ヶ背 日向市

観光豆知識

古事記などで描かれた伝説ゆかりの地が多く、神話のふるさとと呼ばれています。温暖な気候を生かしたマンゴーの栽培も盛んです。

答えはP111

誤

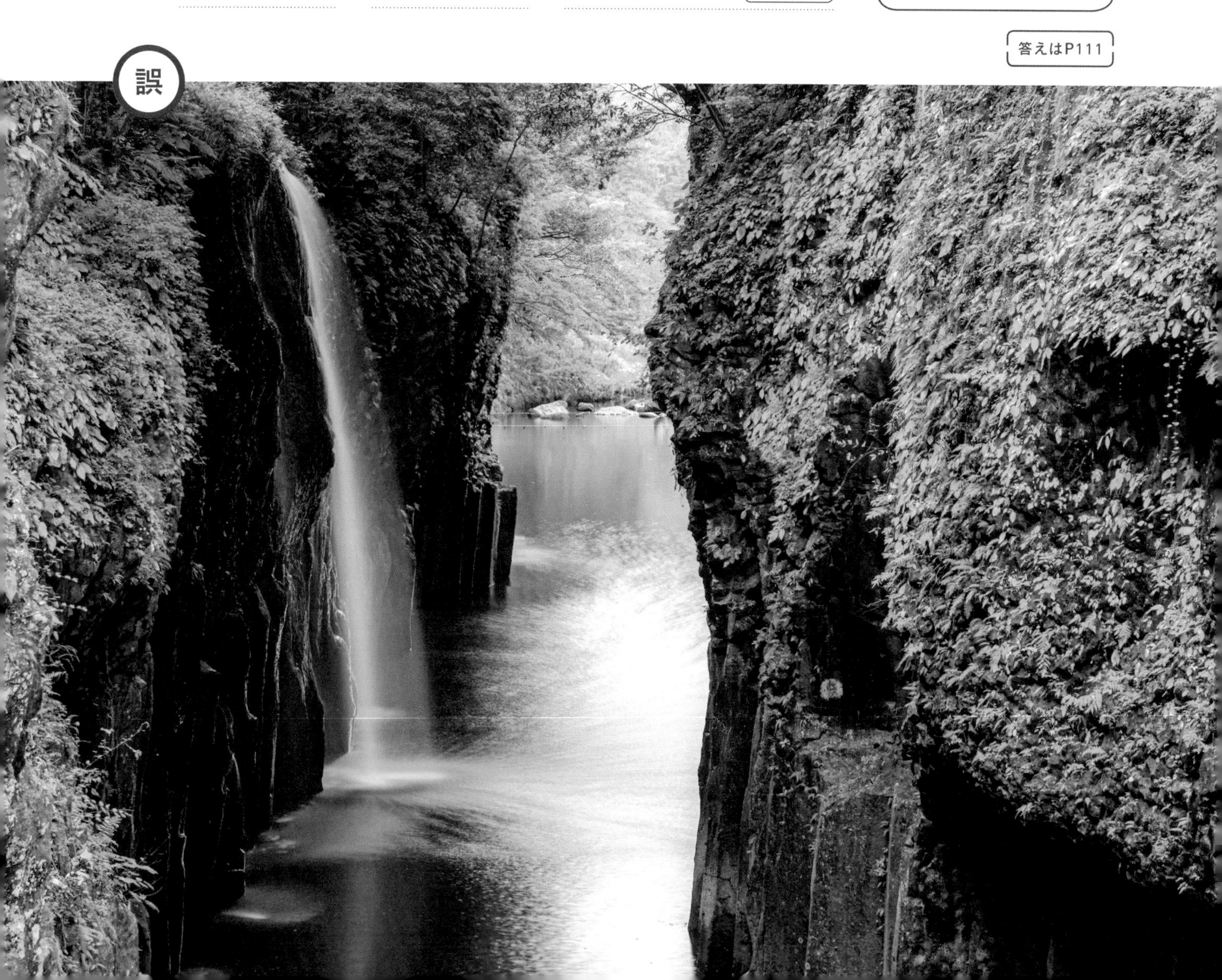

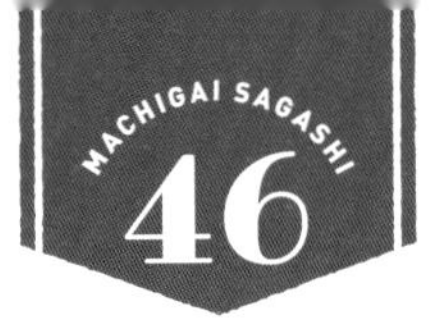

鹿児島

KAGOSHIMA

5つのまちがいを探しましょう

白谷雲水峡（しらたにうんすいきょう）　屋久島町

屋久島の北東部を流れる白谷川の上流に位置している自然休養林です。一面シダや苔で覆われた深い緑の森には、幻想的な風景が広がっています。

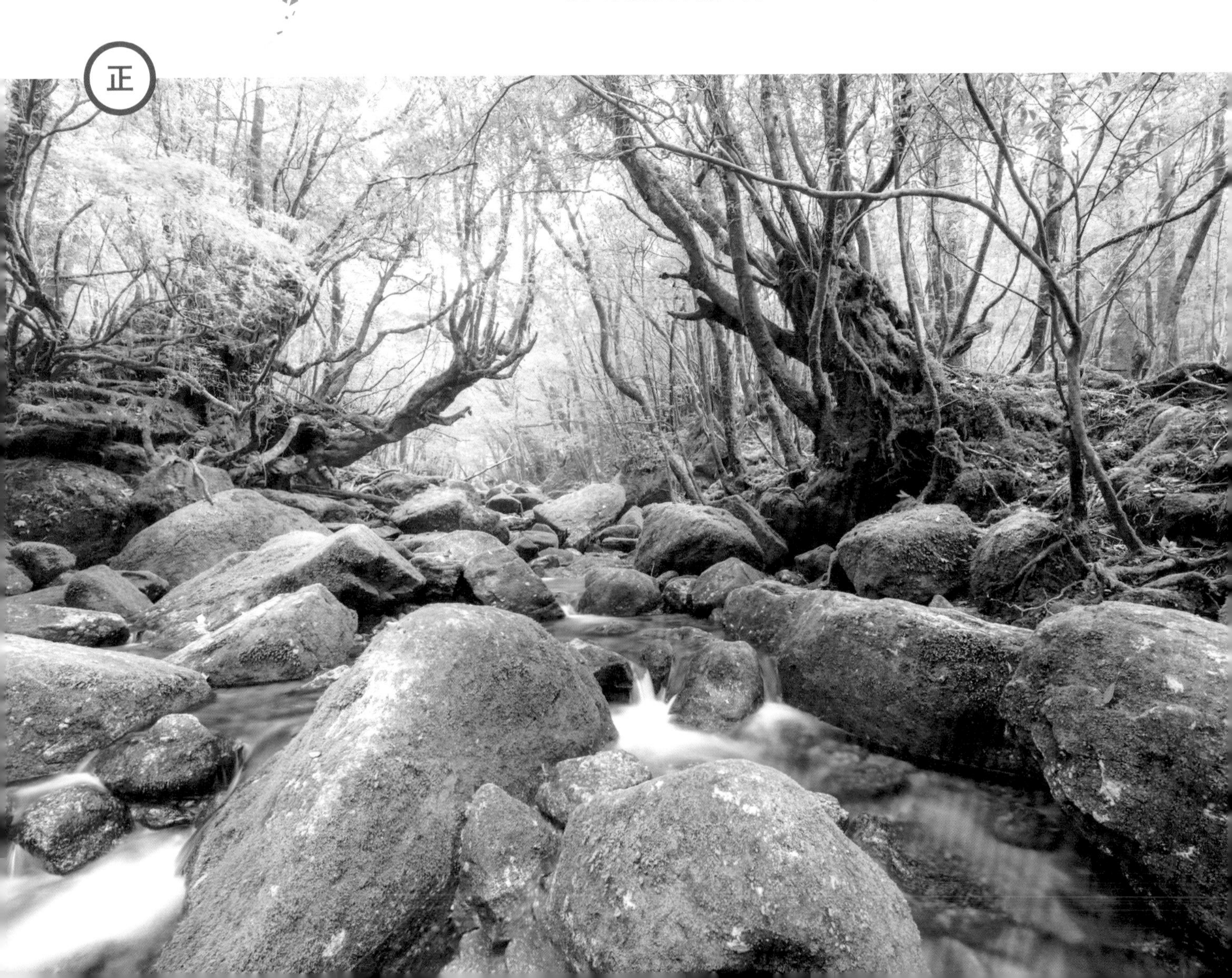

GOURMET

ご当地グルメ

- □ かごしま黒豚
- □ 鶏飯
- □ 鹿児島ラーメン

ONSEN

主な温泉地

- □ 指宿温泉
- □ 妙見温泉
- □ 霧島温泉郷

TOURIST SPOT

主な絶景スポット

- □ 屋久島の縄文杉 屋久島町
- □ 桜島 鹿児島市
- □ 千尋の滝 屋久島町

観光豆知識

鹿児島のシンボル桜島は、以前は独立した島でしたが、流れた溶岩によって大隅半島と地続きになったと言われています。

答えはP111

誤

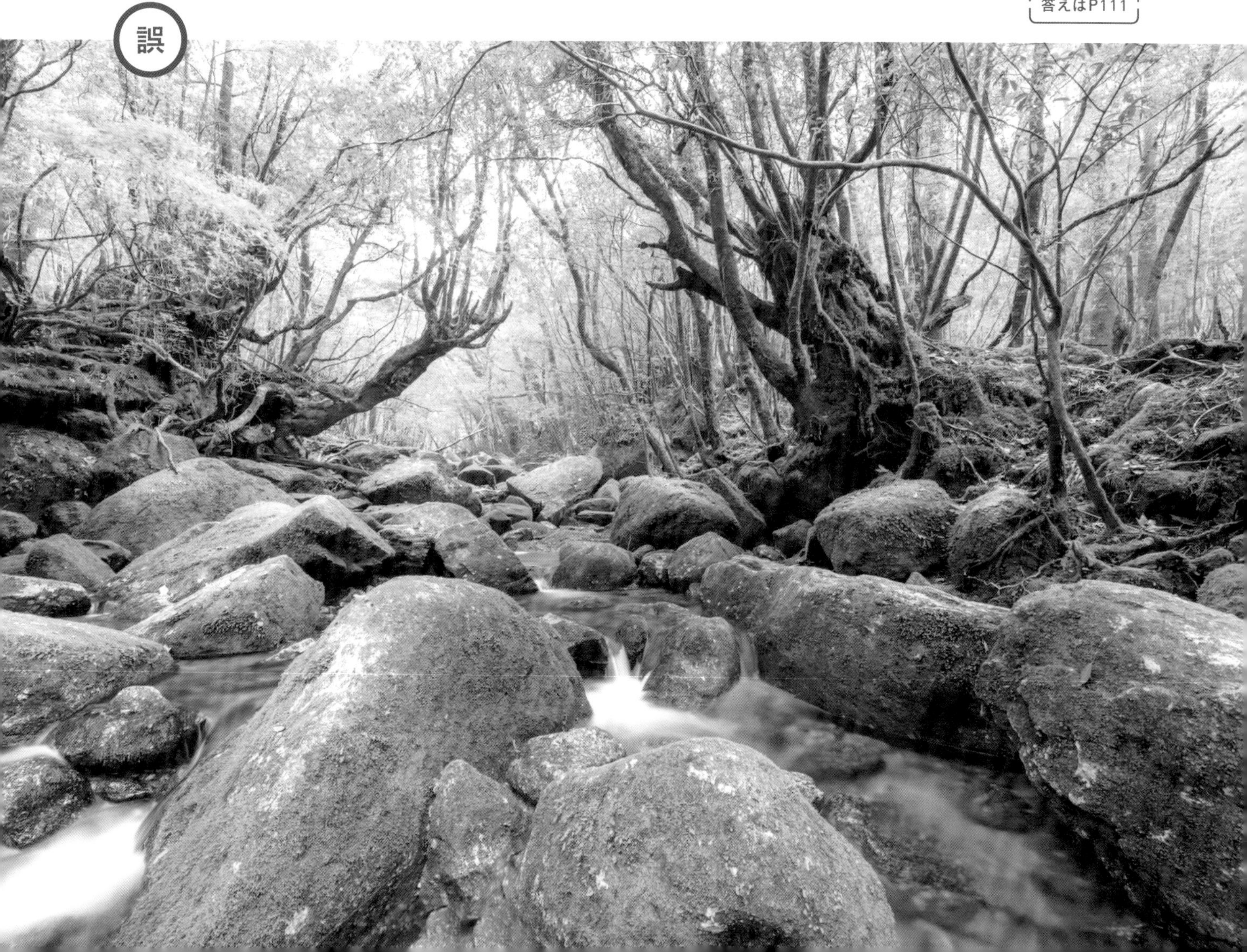

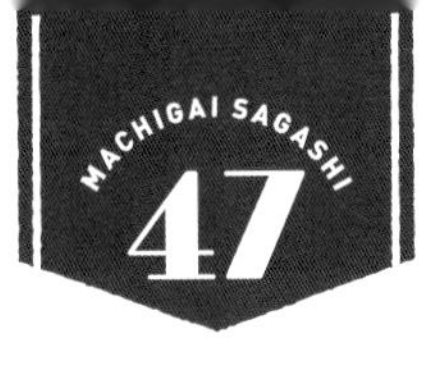

沖縄

OKINAWA

5つのまちがいを探しましょう

東平安名岬（ひがしへんなざき）　宮古島市

日本の都市公園百選にも選ばれている国指定名勝。波打ち際には、隆起珊瑚礁の石灰岩が多数点在しています。雄大な景色を眺めながらの散策がおすすめです。

正

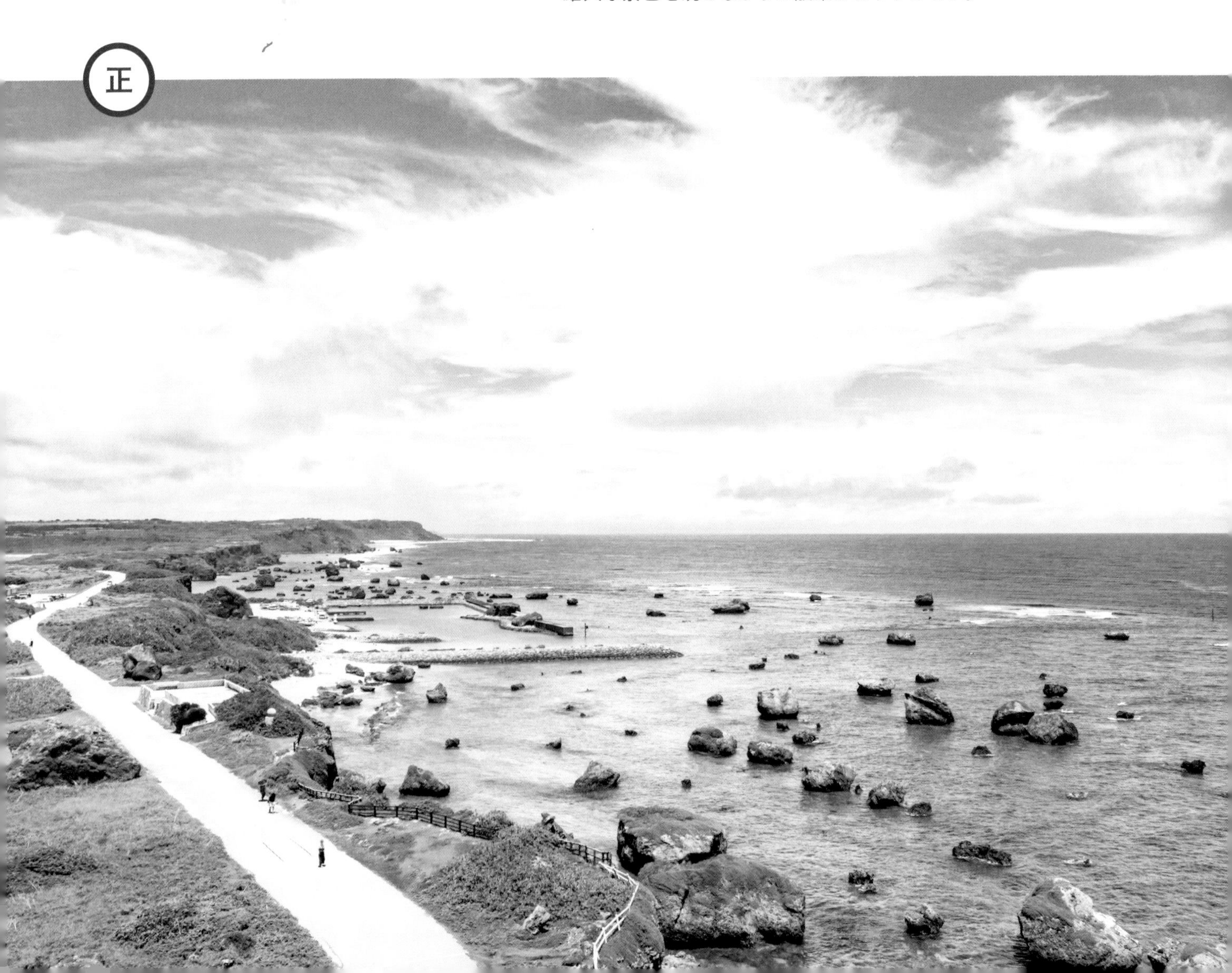

GOURMET

ご当地グルメ

- □ 沖縄そば
- □ チャンプルー
- □ ラフテー

ONSEN

主な温泉地

- □ ジュラ紀温泉
- □ ちゃたん恵み温泉
- □ 琉球温泉

TOURIST SPOT

主な絶景スポット

- □ 玉泉洞 南城市
- □ 万座毛 恩納村
- □ 来間大橋 宮古島市

観光豆知識

暖かい気候を生かしたさとうきびやパイナップルの栽培が盛んです。広大な海域に160あまりの島々が点在しています。

答えはP111

誤

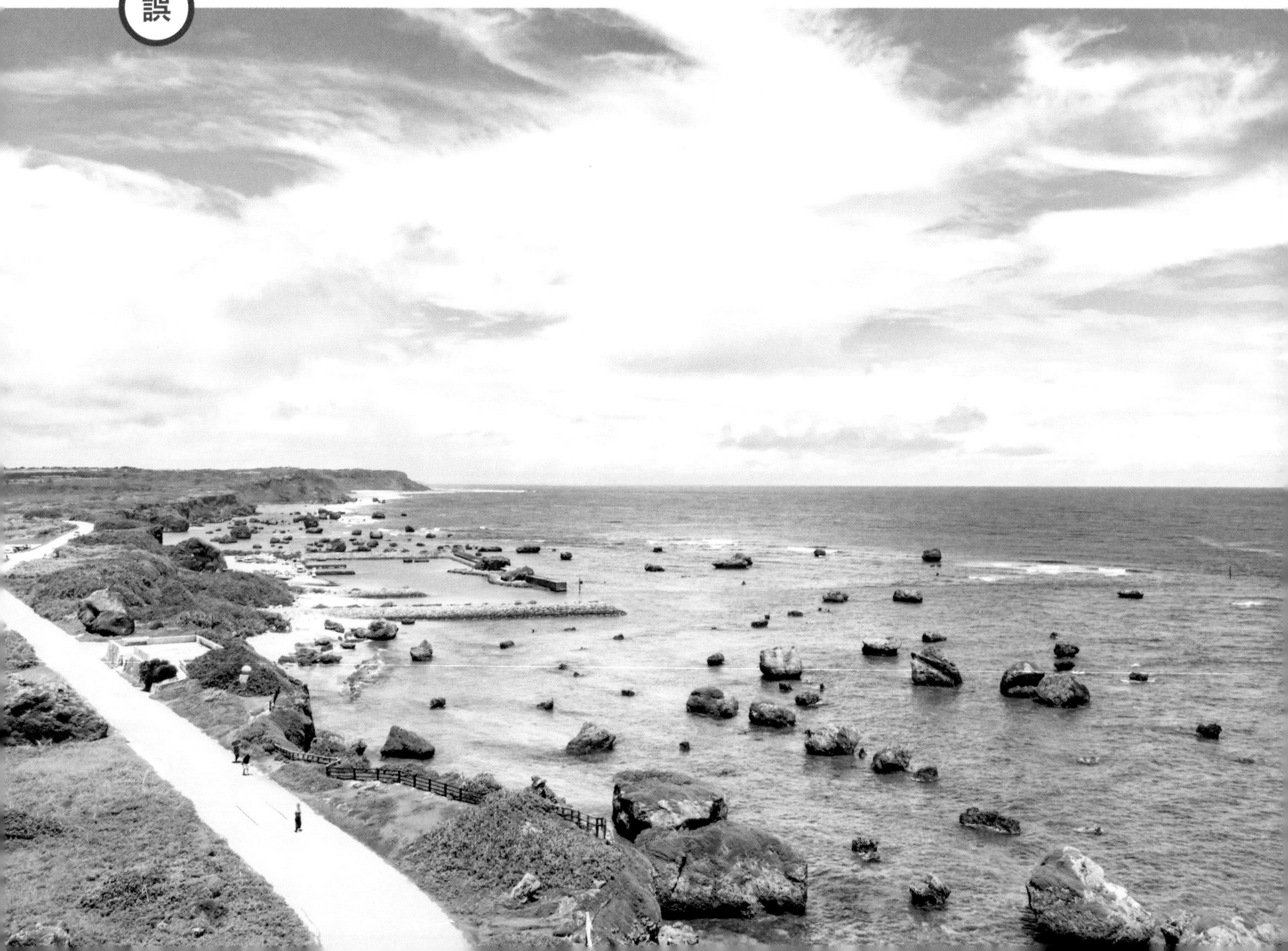

答え

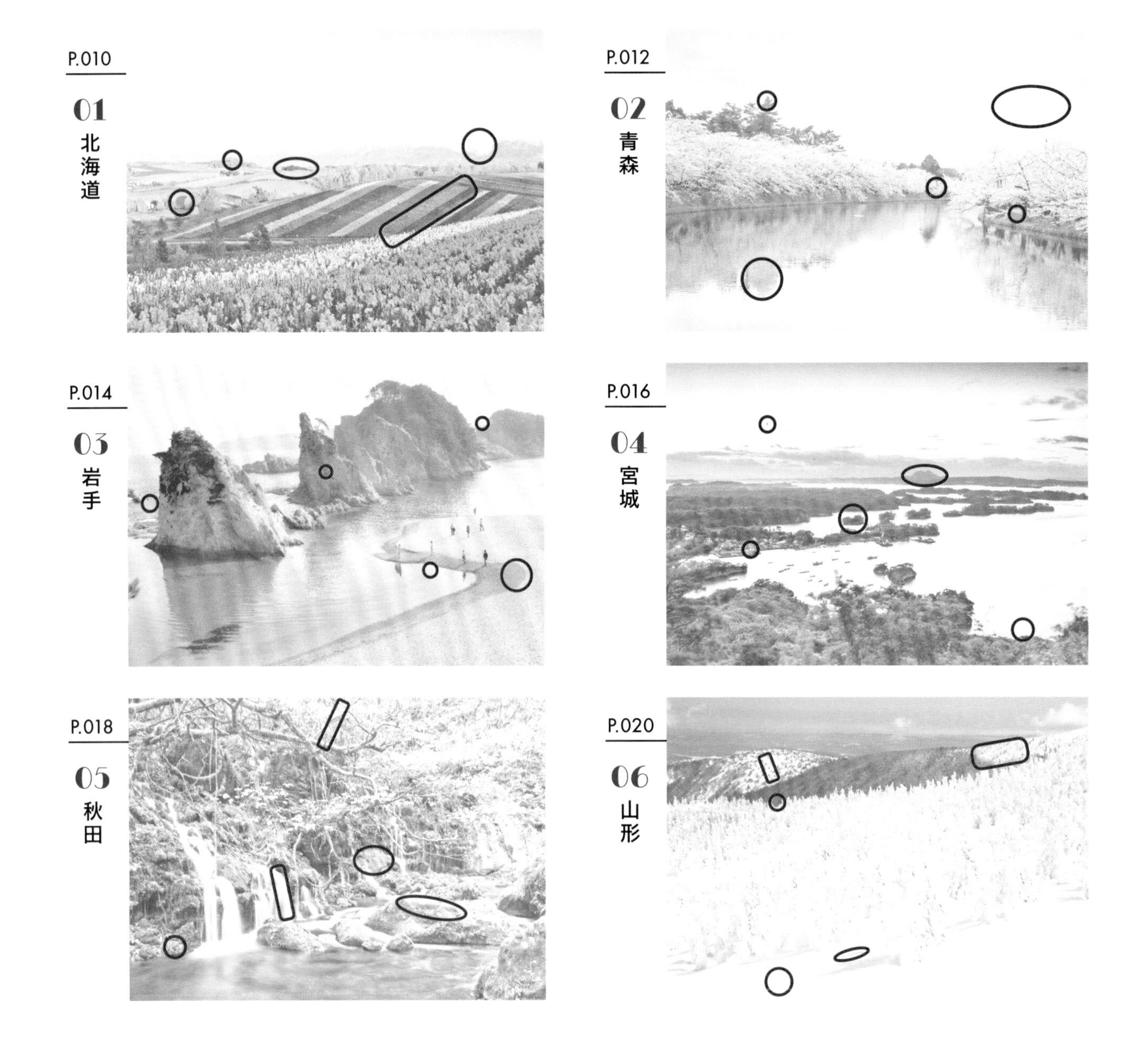

※まちがい箇所を分かりやすく見せるため、写真の濃度を薄くしています。
※印刷の都合上、写真に汚れ・キズ・かすれなど、
まちがいだと捉えられるような箇所が生じる可能性がございます。ご了承ください。

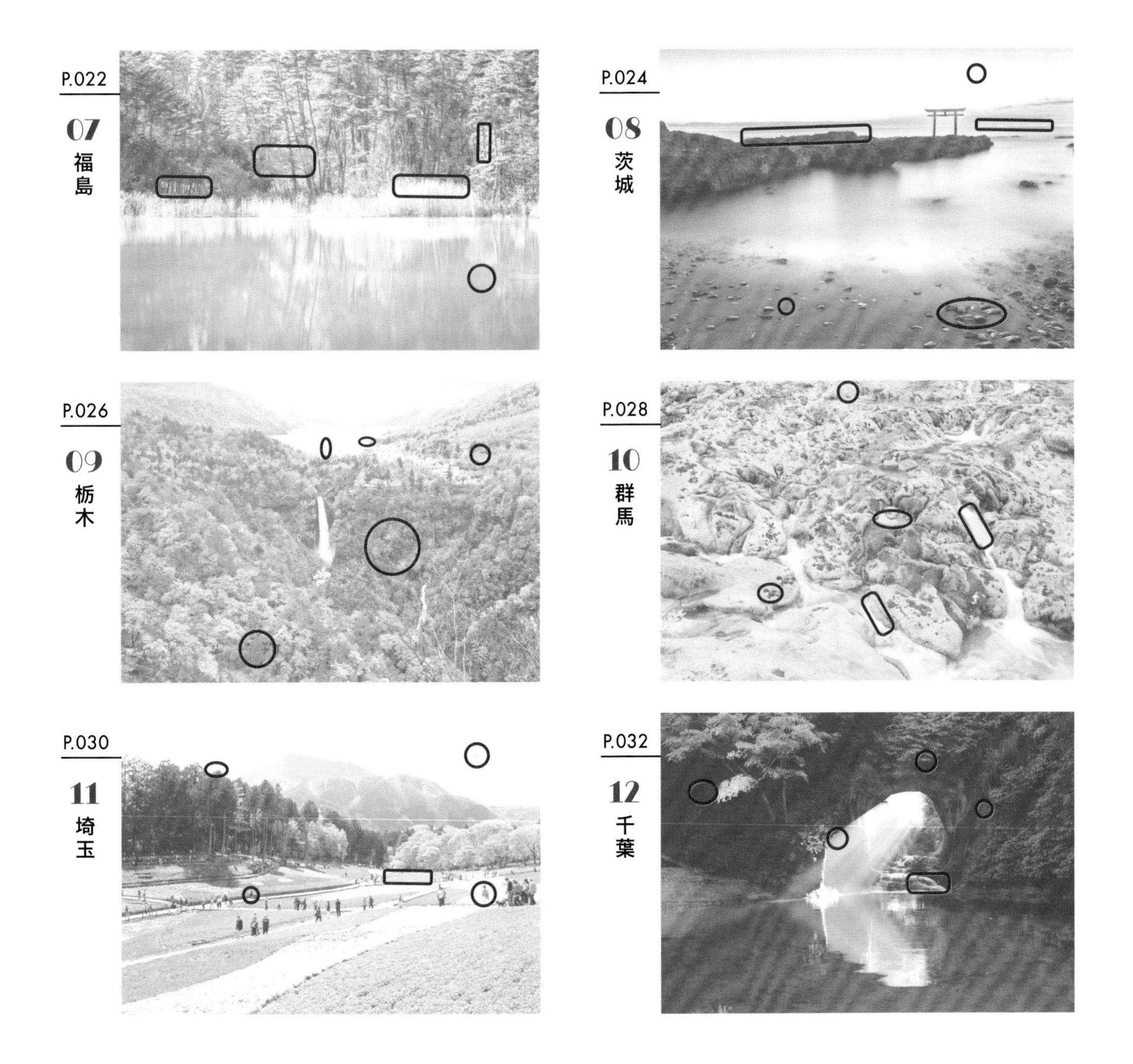

答え

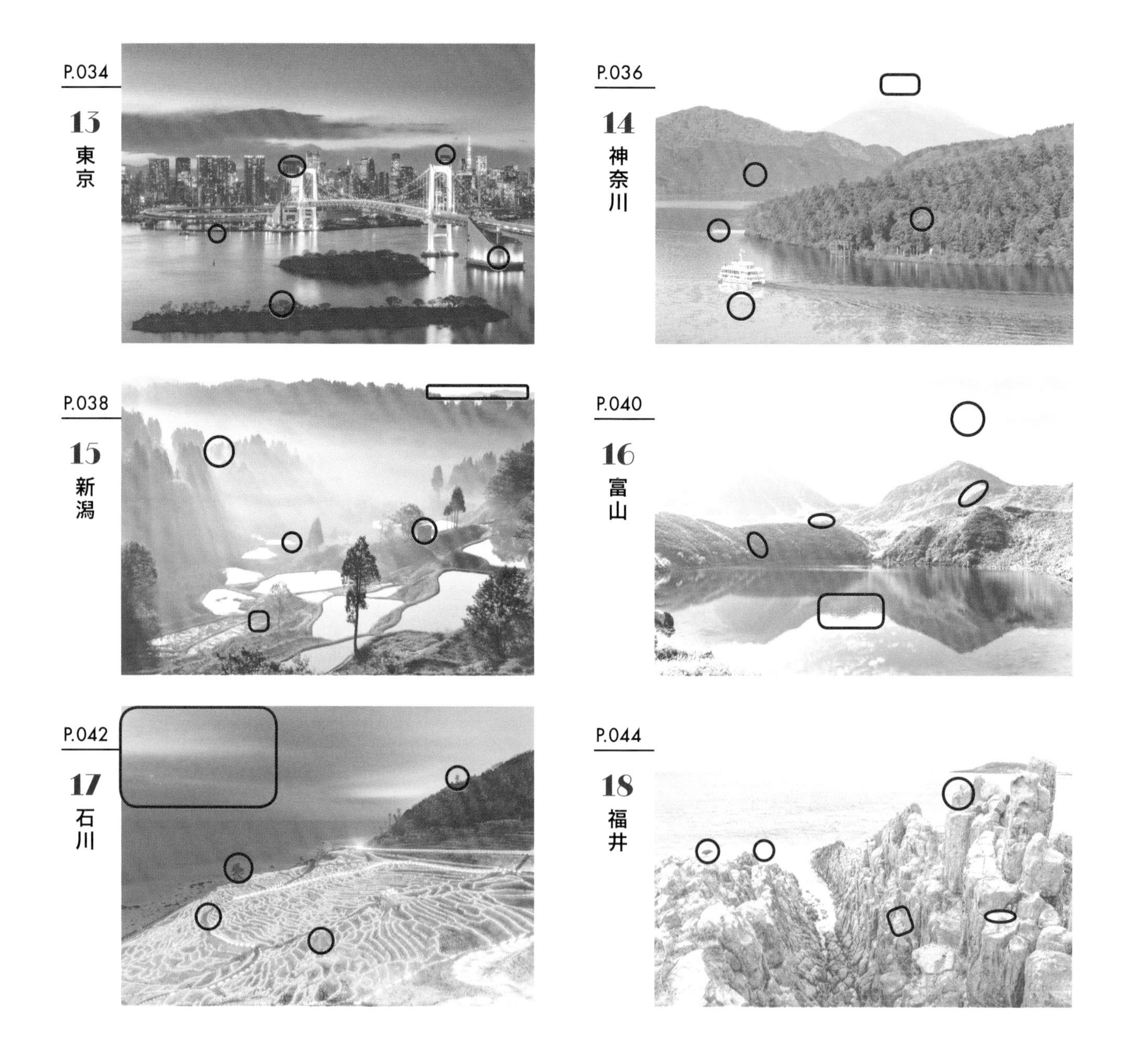

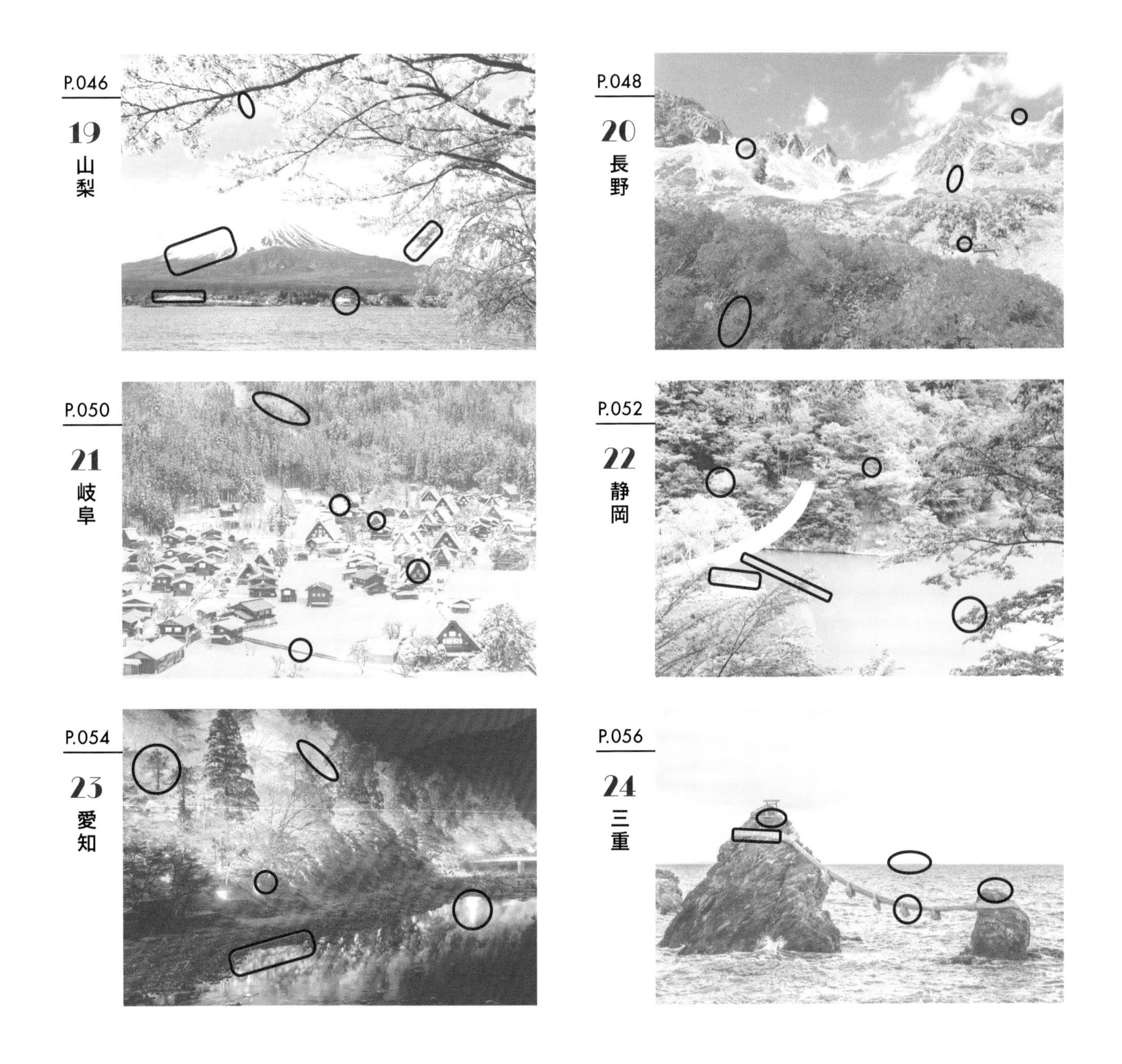
P.046
19
山梨
P.048
20
長野
P.050
21
岐阜
P.052
22
静岡
P.054
23
愛知
P.056
24
三重

答え

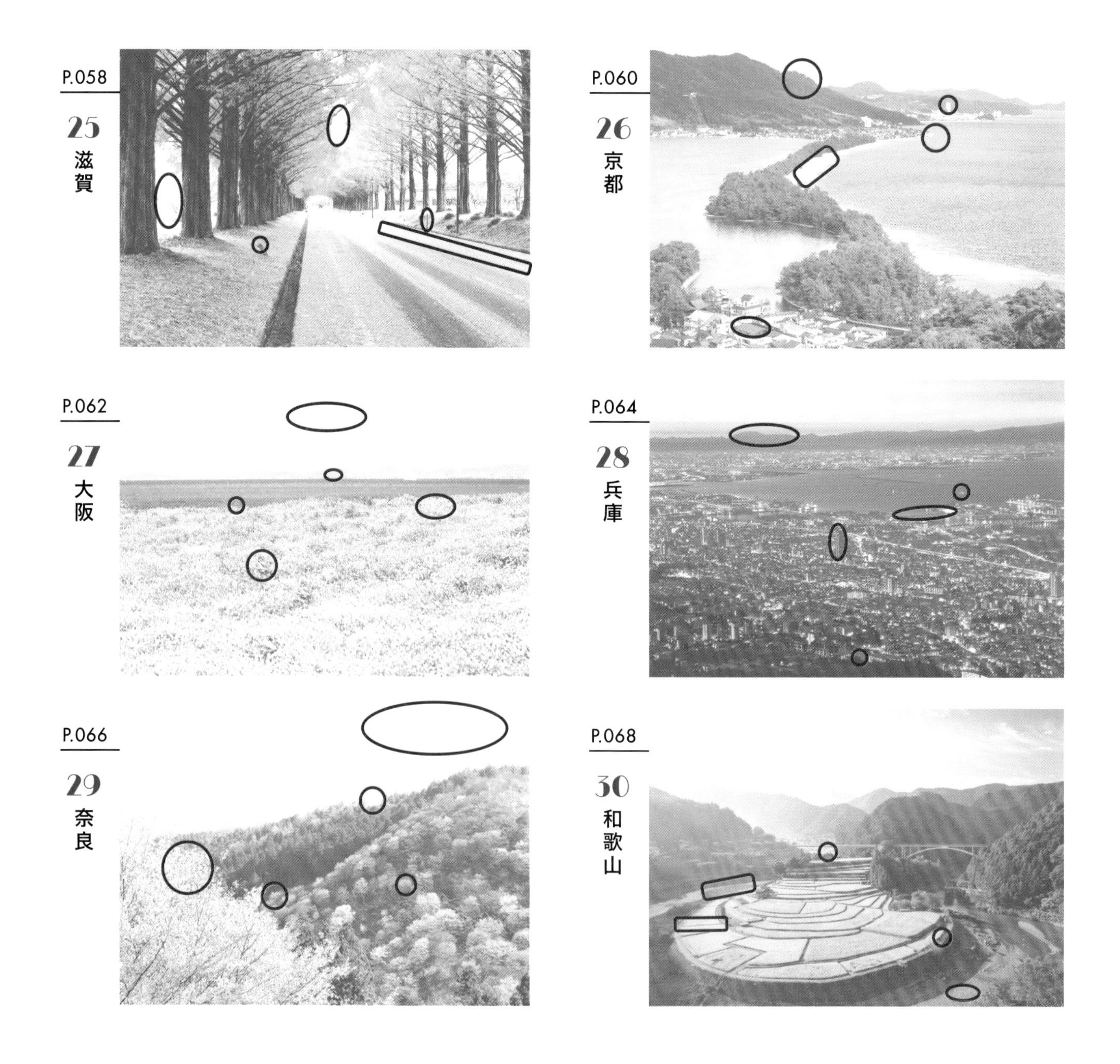

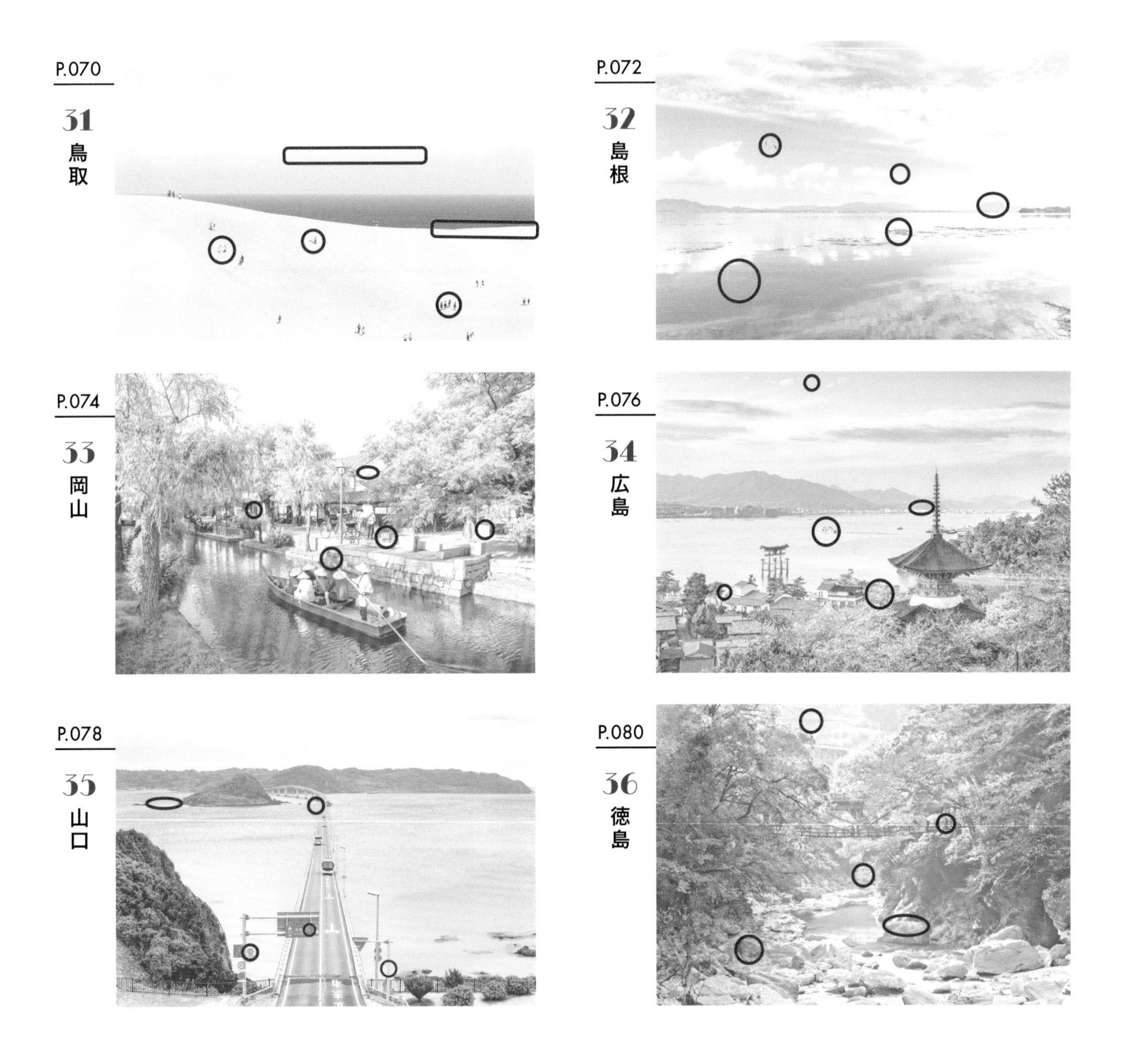

P.070
31
鳥取
P.072
32
島根
P.074
33
岡山
P.076
34
広島
P.078
35
山口
P.080
36
徳島

答え

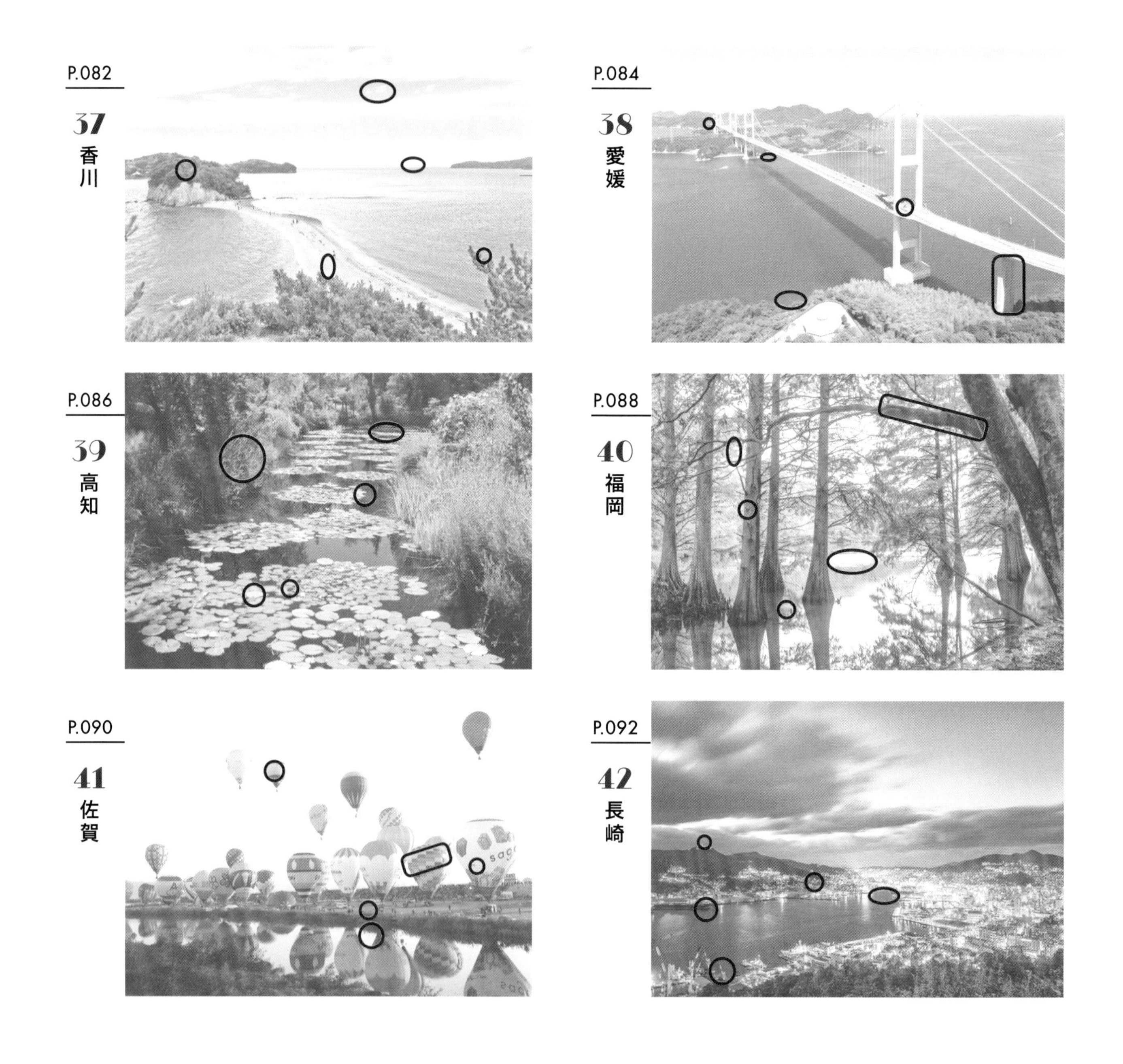

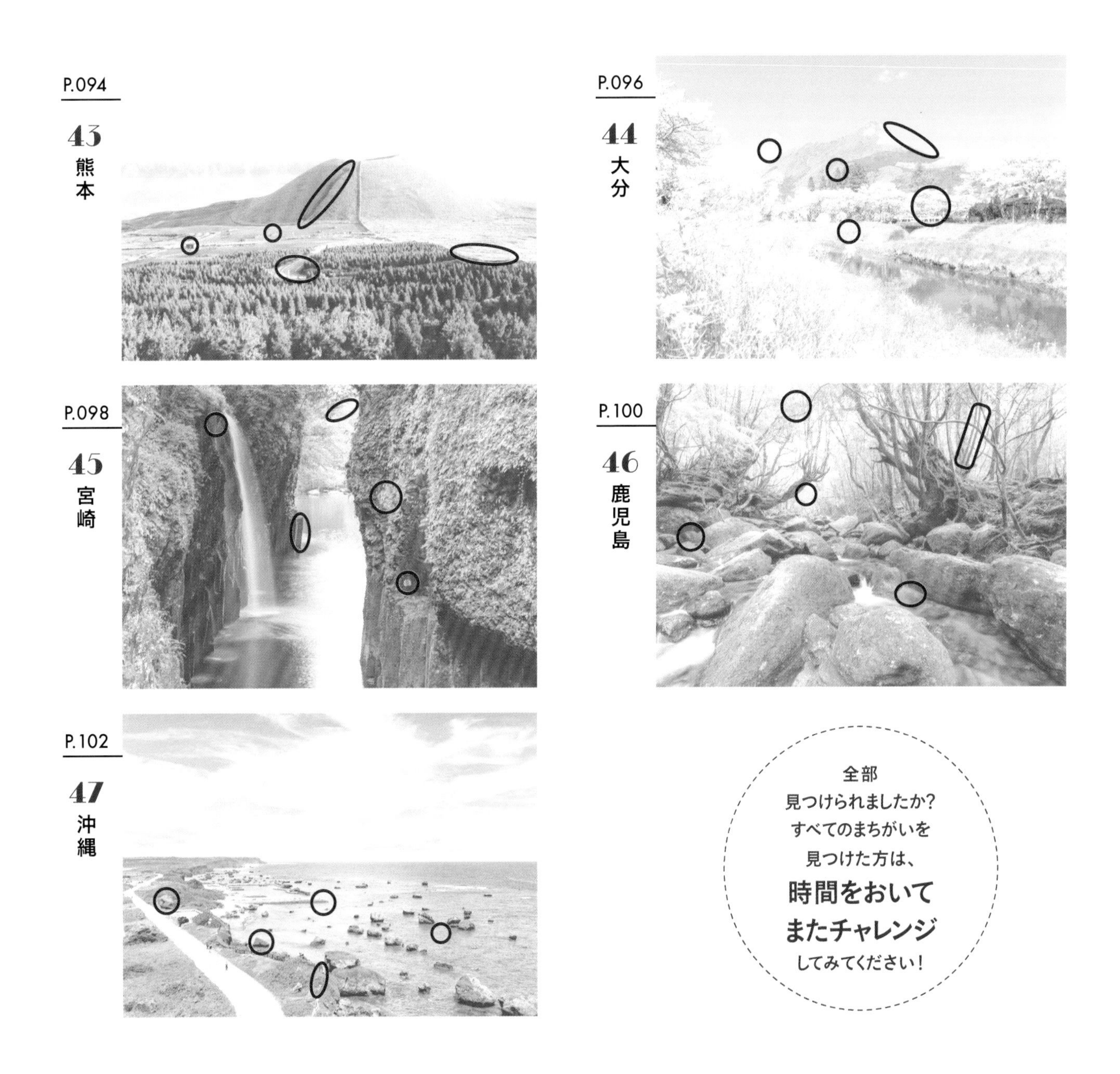
P.094
43
熊本
P.096
44
大分
P.098
45
宮崎
P.100
46
鹿児島
P.102
47
沖縄
全部
見つけられましたか?
すべてのまちがいを
見つけた方は、
時間をおいて
またチャレンジ
してみてください!

監修

公立諏訪東京理科大学・
工学部情報応用工学科教授

篠原菊紀（しのはら きくのり）

長野県生まれ。公立諏訪東京理科大学・工学部情報応用工学科教授、地域連携研究開発機構・医療介護・健康工学部門長、学生相談室長。東京大学大学院教育学研究科博士課程等を経て、現職。茅野市縄文ふるさと大使。健康科学、脳科学が専門。
「遊んでいるとき」「運動しているとき」「学習しているとき」など日常的な場面での脳活動を調べている。「快感・楽しさ」をキーワードに「ドーパミン神経系のふるまいを利用しコンテンツの快感を量的に推定する研究」「機械学習を併用したゲーミング障害・ギャンブリング障害研究」「機械学習による「らしさ」研究」「脳活動計測器や視線計測器を使って、商品開発、介護予防、教育などに役立てる研究」などを企業などとコラボしながら行っている。

癒やされながら脳力アップ!

絶景写真でまちがい探し

2021年1月1日初版発行
2021年8月1日二刷発行

編集人	田村知子
発行人	今井敏行
発行所	JTBパブリッシング 〒162-8446東京都新宿区払方町25-5 https://jtbpublishing.co.jp/
編集	03-6888-7860
販売	03-6888-7893

STAFF

編集・制作
情報メディア編集部

アートディレクション・デザイン
BEAM

組版・印刷所
大日本印刷

写真協力
istock

編集担当デスク
荒木栄人

※本書掲載のデータは2020年10月末日現在のものです。
発行後に変更になることがあります。
おでかけの際にはホームページ等で事前に
確認されることをお勧めいたします。

214570　807990　ISBN978-4-533-14340-3　C0076
乱丁・落丁はお取替えいたします。